生殖補助医療胚培養士テキスト

荒木 康久 著

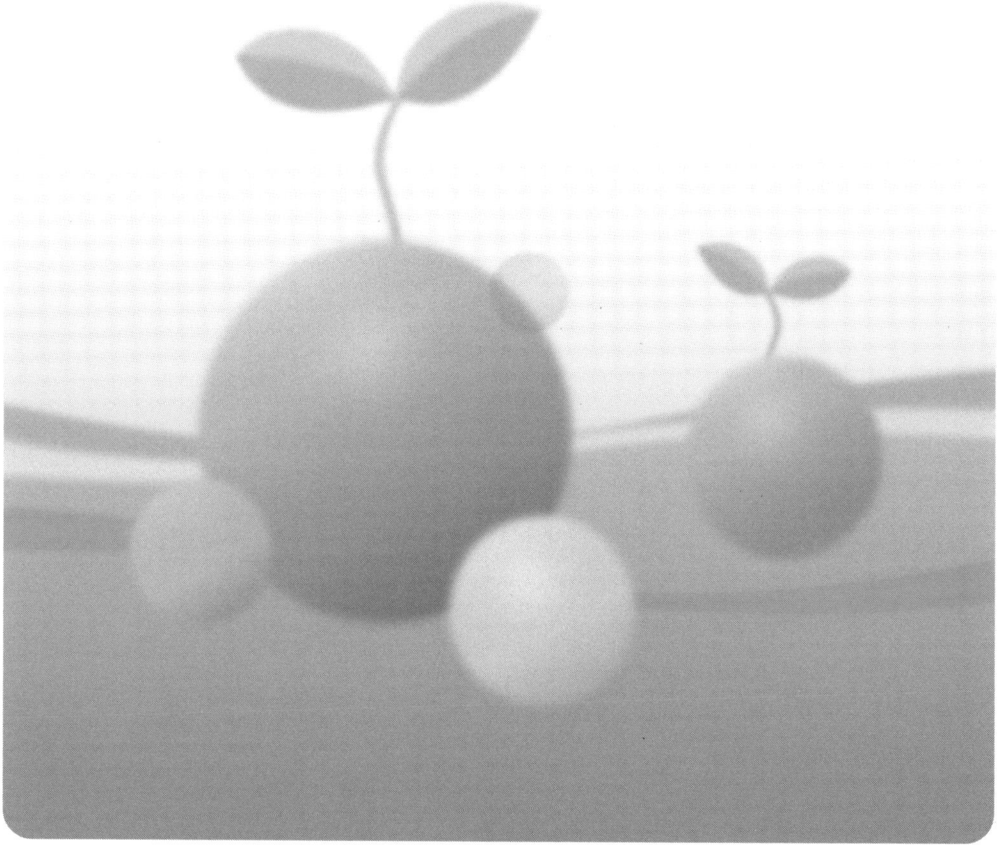

医歯薬出版株式会社

巻頭言

このたび，私のもっとも敬愛する荒木康久先生が「生殖補助医療技術学テキスト」を出版されるに際し，その巻頭文の依頼を受けたことは私の望外の喜びとするものであり，荒木先生との長いお付き合いを思うにつれ，非常に感銘を深くいたします．

先生は岩手大学の農学部で研鑽を積まれ，その後，生殖医療の分野で多くの臨床クリニックを指導されたこの領域の第一人者であり，私が医学部を出ていることから「医と農」の新しい合体で今日まで新しい領域を進めてまいりました．

先生は，この領域で必要にして欠くことのできない技術指導をわれわれ医の領域に与えられ，現代の生殖医療のなかで光り輝いています．

したがって，本書を読まれる方にとって，このテキストは現在の生殖医療で問題となっている技術的なトピックスだけでなく，社会的にも高齢化が進むという現代社会の現実を理解することができる重要な指針に溢れています．荒木康久先生という当代随一の名アドバイザーから是非，現代の社会学を学んでほしい．そして生殖医療という分野に多くの方々が希望をもって参加してほしいと願うものです．

荒木康久先生の指導の下で，次の世代の生殖医療の発展に寄与して下さることを切に祈ります．

生殖バイオロジー東京シンポジウム代表
鈴木秋悦

巻頭言

近年，結婚年齢の上昇や晩産化などに伴い，不妊検査や生殖補助医療（体外受精・顕微授精）を受ける患者数が増加している．生殖補助医療技術（ART）は急速な進歩と発展を遂げており，ART実施施設は2011年で600施設を超え，ARTによる出生児数とともに年々増加している．しかし，このART実施施設においてヒト配偶子を取り扱うエンブリオロジスト（胚培養士）の多くが臨床検査技師であるにもかかわらず，臨床検査技師養成施設の教育課程ではARTにかかわる教育・実習が十分確立されていないのが現状である．そのようななか，ARTの第一人者である荒木康久先生は，ART実施施設に勤務するエンブリオロジストの質の向上を目指し，教育に力を注ぎ，多くの施設で実技指導を行いながらARTの発展に多大な貢献をされてきている．

今回，先生が上梓された「生殖補助医療技術学テキスト」は，生殖医療の基礎知識から最新技術，さらに手技のコツやプロトコールの実際が満載であり，ART実施施設で働くエンブリオロジストはもちろん，将来，エンブリオロジストを目指す臨床検査技師や研究者にも大変参考になる名著と思われる．また，教育現場においても，生殖医療の科目を開講している大学では，次世代のエンブリオロジストの養成に欠かせない教科書である．

平成25年4月にスタートした本学検査技術学科では，臨床検査の専門的知識と技術を応用し，科学的な視野のもと，Scientistとして他分野でも活躍できる臨床検査技師の育成に力を入れている．その1つとして，「生殖医療技術学」という科目を2年次後期に開講し，先生には，平成26年9月から本学の教授としてこの科目の講義・実習を担当していただいている．「生殖医療技術学」では，両配偶子の発生，受精および受精卵（胚）発生のメカニズムを基礎学問として学び，ヒト生殖医療に貢献するために，その学問を臨床に応用すべき実践技術を習得できるよう授精用顕微鏡システムを2台設置し，将来，エンブリオロジストとして活躍できるように教育カリキュラムを組んでいる．ART教育に情熱を注ぐ先生から直接教わることができる本学の学生は大変幸せなことである．入学時，将来の仕事の夢として生殖医療分野で働くエンブリオロジストを挙げる学生が大変多くなってきている．

今後，ヒトの誕生にかかわるエンブリオロジストは，さらにARTに対応するための知識，錬磨された技能，高い倫理性と品位を兼ね備えた技術者であることが要求されるものと思われる．先生の「生殖補助医療技術学テキスト」によって，多くのエンブリオロジスト達が活躍し，ARTの発展に寄与してくれることを期待したい．

群馬パース大学保健科学部　検査技術学科　学科長
教授　藤田清貴

序　文

　このたび，群馬パース大学保健科学部の新学科創設にあたり奮闘・献身された藤田清貴教授から「現在の学科規定にないものの，今日の不妊症をとりまく生殖医療の現況を顧みれば，どうしてもこれに関連する基礎を学ぶ必要性を痛感する．それゆえ，当校では臨床検査技師のみならず，看護師，助産師を目指す学生のために生殖補助医療の基礎を学べる特別な時間を確保したい」との強い希望を聞かされた．私自身も生殖補助医療の検査室（ラボ）で勤務してきた経験があり，とても素晴らしい発想だと感銘を受けた．「大学の特徴とするには，相応の教室でも創らなければ先端知識・技術は習得できないのでは？」と申し上げたところ，「近々，大学院も創設し，一般社会人大学院生も学べるような，時代に即した学科を目指して充実させていく」「社会問題化している生殖補助医療技術学なるものを学ばせることに意味がある」との先生の情熱を繰り返し聞かされた．私も同様に思い続けてきた事柄であり，その思いに賛同し，講義・実習指導の拝命を喜んで承諾した次第である．

　本書は，学生諸君が生殖補助医療分野に携わる場合に，いかなる基礎知識が必要かを学ぶことを念頭に著した．したがって，本書は体外受精を中心にした不妊治療にかかわる基本的な知識を整理するための内容にすぎない．生理学，解剖学，発生学などはその道の教科書に譲り，さらに詳しい知識については関連書を参考に理解を深めていただきたいと切望している．

　生殖補助医療技術について学ぶにあたり，本書は基礎編と技術編に分けて記載した．

　基礎編では，日本の不妊治療の概要とそれにかかわるエンブリオロジストの概要を述べた．また，ヒトの配偶子（卵子，精子），受精の仕組み，受精卵（胚）の発生や妊娠に関する基礎的生理学についての最低限必要な知識を記載したが，さらなる知識を整理するためには，それらに関する専門書や参考書を参照しなければならない．技術編では，実際の不妊治療で行われている技術について解説した．特に，卵細胞質内精子注入法（ICSI）について詳述した．将来，この分野に進んだ場合には，基礎編と同様，さらなる知識を深めるために専門性の高い成書を座右に置き，各施設の方法を習得していくことになるであろう．

　医療の世界にかぎらずどの分野にあっても，技術革新は日進月歩であり目を見張るばかりである．本書は生殖補助医療技術の基礎知識，すなわち入門書であることを肝に命じ，常に向上心を高めて知識を吸収していただきたい．

　本書を作成するにあたり，著名な先生方の著書を多数参考にさせていただいた．心からお礼申し上げます．

　平成 26 年 12 月

荒木康久

巻頭言 ……………………………… 鈴木秋悦 iii
巻頭言 ……………………………… 藤田清貴 iv
序　文 ……………………………… 荒木康久 v

基礎編

第1章　生殖補助医療とエンブリオロジスト …… 2
生殖補助医療とは ……………………………………… 2
エンブリオロジスト，胚培養士とは ………………… 2
ARTに従事するには資格が必要か？ ………………… 2
ART施設は登録しなければならない ………………… 3
日本と外国の不妊治療数および施設数の比較 ……… 4

第2章　女性生殖器と卵子発生 ……………… 6
女性生殖器 ……………………………………………… 6
視床下部-下垂体-卵巣系 ……………………………… 8
卵子の起源と卵子発生 ………………………………… 9
有糸分裂と減数分裂 …………………………………… 11

第3章　男性生殖器と精子発生 ……………… 16
男性生殖器 ……………………………………………… 16
精巣の構造 ……………………………………………… 16
精子の構造 ……………………………………………… 18
精子の起源 ……………………………………………… 19
精子形成 ………………………………………………… 19
精子発生（完成）過程 ………………………………… 21
視床下部-下垂体-精巣系 ……………………………… 22

第4章　受精のメカニズム …………………… 25
受精能獲得 ……………………………………………… 25
ハイパーアクチベーション …………………………… 25
先体反応 ………………………………………………… 25
カルシウムオシレーションと卵子活性 ……………… 25

第5章　不妊症とは …………………………… 28
妊娠成立に必要な条件 ………………………………… 28
男女それぞれの不妊原因 ……………………………… 29
不妊治療の進め方 ……………………………………… 30

第6章　女性の不妊検査 ……………………… 32
基礎体温の測定 ………………………………………… 32
子宮卵管造影検査 ……………………………………… 33
フーナーテスト（性交後検査） ……………………… 33
頸管粘液検査 …………………………………………… 34

生殖補助医療技術学テキスト
CONTENTS

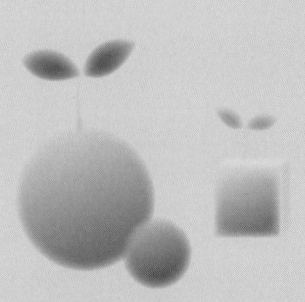

ホルモンの測定	34
経腟超音波検査	34
その他	34

第7章 男性の不妊検査 ... 36
男性不妊の原因	36
精液検査	36
その他の精子機能検査	37

第8章 体外受精 ... 39
ヒト体外受精の幕開け	39
体外受精-胚移植	39
特殊な受精法	39
体外受精の適応	41

第9章 体外受精・胚移植の実際 ... 43
卵巣刺激法	43
採卵	43
卵子の観察	44
精液の採取	44
卵子と精子の混合（媒精）	45
受精卵（胚）	46
受精卵（胚）の分類	46
受精卵（胚）の発育過程	48
胚の移植時期	49
移植方法	50
凍結胚の移植	50
胚移植後の管理	51

第10章 体外受精の問題点 ... 52
卵巣過剰刺激症候群	52
多胎妊娠の発生	52
流産率	52
先天異常率	53
着床前診断，着床前スクリーニング	53
提供卵による体外受精	53
代理出産	53
その他，今後の課題	54

第11章 染色体の基礎知識 ... 55
染色体の形態と分類	55
ヒトの染色体	56
染色体異常	56
不妊症と染色体異常	60

卵子の染色体異常	61
受精卵（胚）の染色体異常	62
流産胎児の染色体異常	63

技術編

■ 精液検査 ... 66
精液量の測定	66
精液の液化	66
精子数のカウント	66
総運動精子数の算出	68
精子奇形率	68
精子形態検査のための簡便染色法	69
精子の形態分類例	70

■ 精液処理 ... 71
密度勾配分離法	71

■ 精子凍結融解 ... 73
精子凍結	73
精子融解	73

■ 胚のハンドリング ... 74
パスツールピペットの作成	74
胚の移動	75

■ 通常の体外受精 (conventional-IVF) ... 76
conventional-IVF の手順	76

■ ICSI の手技 ... 81
材料	81
ICSI 実施の準備	81
ICSI 前の確認	88
ICSI の実施	89
ICSI におけるトラブルシューティング	92

■ Vitrification（Cryotop 法）... 95
使用器具	95
試薬	95
凍結手順	95
融解手順	96

索 引 ... 98

基礎編

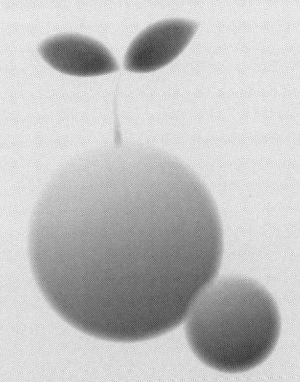

第1章 生殖補助医療とエンブリオロジスト

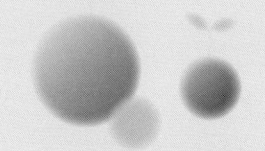

生殖補助医療とは

　生殖補助医療（assisted reproductive technology：ART）とは，配偶子（卵子，精子）による受精を手助けして妊娠率を高めるための，体外受精（*in vitro* fertilization：IVF）をはじめとする一連の医療技術を指している．体外受精-胚移植（IVF embryo transfer：IVF-ET）だけでなく，妊娠率を高めるための技術（例えば，腹腔鏡による治療や，卵管や子宮形成手術などの治療）を広義の ART と称しているが，狭義には IVF-ET を指して語られることが多い．また，高度生殖医療技術（advanced reproductive technology：ART）が同義語で用いられることもある．

エンブリオロジスト，胚培養士とは

　元々，エンブリオロジスト（embryologist）とは，発生学，胎生学の研究者を指していたが，最近の生殖補助医療の進歩に伴い，不妊治療に携わる専門技術者を指すようになってきている．日本臨床エンブリオロジスト学会が「認定臨床エンブリオロジスト」，日本卵子学会が「生殖補助医療胚培養士」という資格を認定している（いずれも国家資格ではない）．国内では「エンブリオロジスト」とか「胚培養士」とよばれている．したがって，ラボ業務に携わるのは必ずしも臨床検査技師の資格保有者とはかぎらず，また一部では修士，博士も勤務している．
　現在，日本では 2,000～2,500 人程度が不妊治療施設で業務に従事していると推測される．諸外国の施設数とエンブリオロジスト数の概要を示した（**表 1-1**）．

ART に従事するには資格が必要か？

　ART が医療行為であることに異論をはさむ余地はないものの，それに従事するエンブリオロジスト（胚培養士）は国家資格ではない．しかし本来，人体から排出，摘出した検体を材料として検査を行うことが臨床検査技師の業とする臨床検査技師法の本質からすれば，最低限，有資格者が検査に従事すべきであろう．その意味で，国家資格化を目指す動きはあるが，本格的な運動には至っていない．
　それでは，ART に従事しているのは誰か？　日本では約 7 割が臨床検査技師，約 3 割が主として農学部，その他の学部卒業者で占められている．具体的な業務は精液処理，採取後の卵子の観察，媒精，受精卵（胚）の培養，顕微授精（ICSI），余

表1-1　ART 施設数とエンブリオロジストの概数

国	ART 施設	エンブリオロジスト[3]	認定（国家試験）
日本	589 (2012年分) 実際，555	≒ 2,000～2,500	—[1]
アメリカ	400 (CDC)～450 (推定)	≒ 2,000～2,500	—[2]
イギリス	85	≒ 350	—
ベルギー	30	≒ 100	—
ロシア	25～30	≒ 70～100	—
カナダ	25	≒ 100	—
アフリカ	2	?	—

[1]：「認定臨床エンブリオロジスト」，「生殖補助医療胚培養士」という資格が2つの学会により認定されている．
[2]：AAB (American Association of Bioanalysis) という団体がラボ管理者の資格を認定している．
[3]：勤務している推定数．

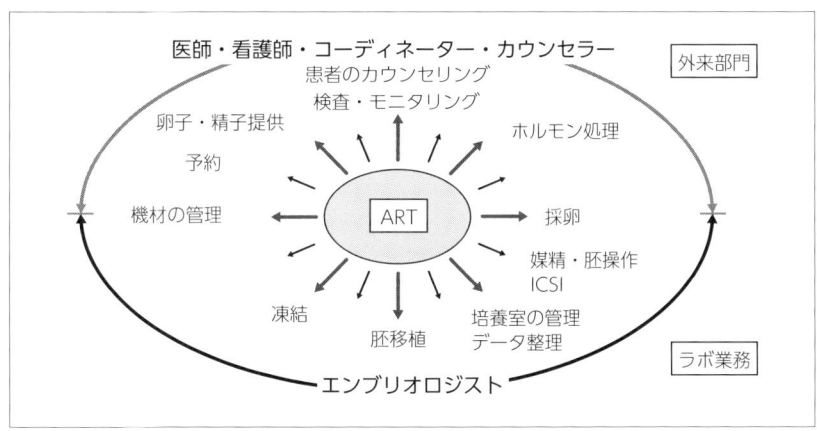

図1-1　ART を取り巻く種々の業務

剰胚の凍結，胚移植の介助，培養室（ラボ）管理，患者のカウンセリングなど，内容は多岐にわたっている（図1-1）．

 ## ART 施設は登録しなければならない

ART 施設は日本産科婦人科学会に登録し，毎年，臨床結果を報告する義務が課せられている．2014年分の報告（2012年集計）[1]では589施設が登録されているが，実際の ART 治療は555施設で行われている．治療数の実状は，年間301周期以上行っている施設は全体の43.7％であるのに対して，300周期以下の施設は56.3％である．近年，一施設で治療する周期数が増加している（周期数：治療回数の意味）．

日本と外国の不妊治療数および施設数の比較

わが国の不妊治療周期数は人口100万当たりヨーロッパの1.6倍，アメリカの3.2倍である．わが国の2012年度の総治療周期数[1] 326,426に対して出産数は37,953で，治療数に対する出産数はわずか11.6％である．わが国では現在，約35人に1人はARTによる出生児である．

参考：日本産科婦人科学会会告

ART治療が実施できる施設を規定した法律はなく，日本産科婦人科学会の方針（会告）に沿って行われている（表1–2[2]）．

表1–2 体外受精・胚移植に関する見解

> 体外受精・胚移植（以下，本法と称する）は，不妊の治療，およびその他の生殖医療の手段として行われる医療行為であり，その実施に際しては，わが国における倫理的・法的・社会的基盤に十分配慮し，本法の有効性と安全性を評価した上で，これを施行する．
>
> 1. 本法は，これ以上の治療によっては妊娠の可能性がないか極めて低いと判断されるもの，および本法を施行することが，被実施者またはその出生児に有益であると判断されるものを対象とする．
> 2. 実施責任者は，日本産科婦人科学会認定産婦人科専門医であり，専門医取得後，不妊症診療に2年以上従事し，日本産科婦人科学会の体外受精・胚移植の臨床実施に関する登録施設において1年以上勤務，または1年以上研修を受けたものでなければならない．また，実施医師，実施協力者は，本法の技術に十分習熟したものとする．
> 3. 本法実施前に，被実施者に対して本法の内容，問題点，予想される成績について，事前に文書を用いて説明し，了解を得た上で同意を取得し，同意文書を保管する．
> 4. 被実施者は，挙児を強く希望する夫婦で，心身ともに妊娠・分娩・育児に耐え得る状態にあるものとする．
> 5. 受精卵は，生命倫理の基本に基づき，慎重に取り扱う．
> 6. 本法の実施に際しては，遺伝子操作を行わない．
> 7. 本学会会員が本法を行うにあたっては，所定の書式に従って本学会に登録，報告しなければならない．
>
> 平成26年6月

参考：胚を取り扱える技術者

日本産科婦人科学会では，胚を取り扱える技術者とは，配偶子，受精卵，胚の操作，取り扱い，および培養室，採精室，移植室などの施設，器具の準備，保守の一切を実際に行うARTに精通した高い倫理観をもつ技術者（医師あるいは，いわゆる胚培養士）としている[2]．

参考：ART 実施施設として連携が望ましい職種[2]

①泌尿器科医

精巣内精子生検採取法 (testicular sperm extraction：TESE)，精巣上体内精子吸引採取法 (microsurgical epididymal sperm aspiration：MESA) などを実施する施設では，緊密な連携をとることができる泌尿器科医師．

②コーディネーター

患者 (夫婦) が納得して不妊治療を受けることができるように，不妊治療の説明補助，不妊の悩みや不妊治療後の妊娠・出産のケアなど，患者 (夫婦) を看護の側面から支援する者 (いわゆるコーディネーター)．

③カウンセラー

生殖医学・遺伝学の基礎的知識，ART の基礎的知識および心理学・社会学に深い造詣を有し，臨床におけるカウンセリング経験をもち，不妊患者夫婦を側面からサポートできる者 (いわゆるカウンセラー)．

学習要点

1. ART とは何を意味した用語か．
2. エンブリオロジスト (胚培養士) とはどのような業務を担うか？
3. ART を実施しその業務を支えているのは誰か？
4. 日本の ART 治療数および施設数は諸外国に比較して多いか少ないか？
5. 日本における年間のおおよその ART による出生児数はどのくらいか？

参考文献/URL

1) 日本産科婦人科学会 倫理委員会・登録・調査小委員会報告 体外受精成績 平成 25 年度報告．
   http://www.jsog.or.jp/activity/report.html
2) 日本産科婦人科学会 会告．
   http://www.jsog.or.jp/kaiin/html/kaikoku/S58_10.html

第2章 女性生殖器と卵子発生

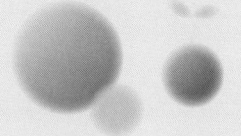

 女性生殖器

女性生殖器は外性器と内性器からなる.

外性器は恥丘,大陰唇,小陰唇,陰核,前庭,会陰,腟より構成され,内性器は子宮,卵巣,卵管よりなり,排卵,受精,卵子・精子・受精卵の移動,着床,胎児発育および分娩まで関与している.

腟は精子を受け取った後,子宮へと遡上させ,卵管膨大部まで移動させることを助けている.卵巣は卵子を産生しており,排出された卵子は卵管開口部の卵管采の捕捉により受精の場である卵管膨大部に移動される.卵管膨大部で受精が成立すると,受精卵(胚)は卵管を経て子宮腔に運ばれ,やがて子宮内膜に接着し着床を開始する.着床後,胎盤を形成し胎児を育てて分娩に至る.女性の生殖器官は男性より機能的に複雑にできている(図2-1).

■腟

腟(vagina)は,外陰部と子宮を連結する管状構造物で,腟壁は粘膜,筋層および外膜からできている.粘膜はヒダが多く,扁平上皮からなる.

腟内はpH4〜5の酸性で,細菌感染防御に働いている.頸管粘液は弱アルカリ性のため,頸管粘液が分泌されると腟内のpHはやや高まり,精子の生存環境に適していると考えられる.

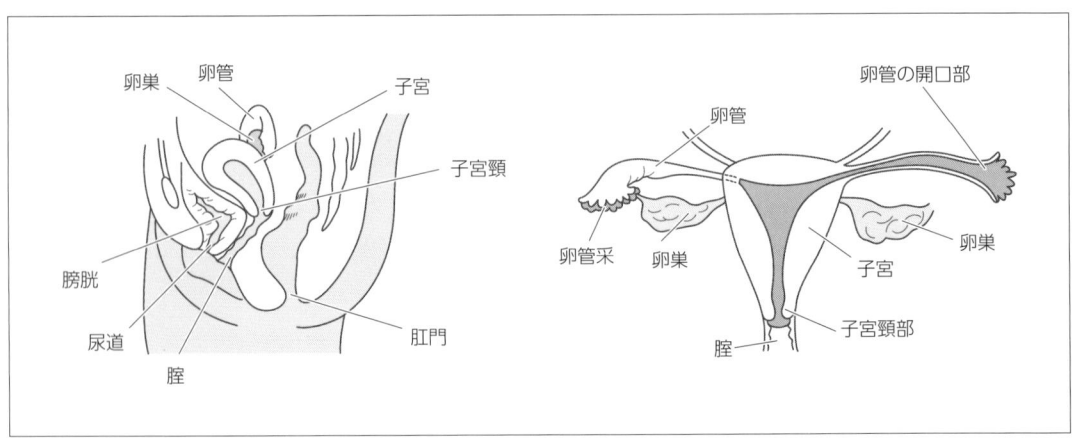

図2-1 女性生殖器の概要図

■子宮

子宮 (uterus) は，厚い壁をもつ中腔性器官である．スポイトのゴム球をやや扁平にして逆にしたような形をしている．長さは約 7 cm である．子宮筋層，子宮内膜からなり，腟や卵管とも連結している．受精卵の養育，すなわち着床し分娩するまで胎児の発達を支える器官である．

■子宮頸部

頸管 (cervix) の粘膜は筋層がなく，粘液を産生する円柱上皮からできている．粘液は月経周期に伴い分泌量が変化する．粘液は腟から子宮内に侵入する細菌の防御作用を担っているほか，進入した精子の受精能獲得にもかかわっている．

■子宮筋層

子宮筋層 (myometrium) は，平滑筋細胞と結合組織からなる．子宮筋層は，妊娠して胎児が発育し分娩するまでかかわることになる．筋層の収縮・弛緩は，エストロゲンとプロゲステロンの作用で生じている．性周期の時期により，エストロゲン濃度に依存して無作為に収縮力を増している．

■子宮内膜

子宮内膜 (endometrium) は，単層円柱上皮と粘膜固有層からなる．内膜は月経周期により大きく変化する．1 周期は大きく 3 相に分けられる．

① 増殖期 (proliferative phase) あるいは卵胞期 (follicular phase)

月経の終了とともに始まり，上皮細胞は増殖を続ける．排卵直後まで続く．体温の面から低温相とよぶこともある．

② 分泌期 (secretory phase) あるいは黄体期 (luteal phase)

基礎体温が上昇している時期でもあり，高温相ともよばれている．上皮細胞の分裂は少なくなる．

③ 月経期 (menstrual phase)

着床が起こらなければ，排卵から約 2 週間たつと内膜は脱落して月経となる．受精卵が内膜に到達すると内膜は着床を助け，胎盤の形成に寄与することになり，月経は起こらない．

■卵管

卵管 (uterine tube, fallopian tube) の長さは約 8〜14 cm（一般的には 10 cm ぐらいと考えられている）で，子宮側より間質部，峡部，膨大部および開口部となる 1 対の管である（図 2-2）．

開口部は卵管漏斗とよばれ，その縁から多数の卵管采 (fimbriae) が出ている．卵管采は排卵時期に卵巣表面に接着し，排卵された卵子を捕捉する．卵管内面は円柱上皮よりなり，線毛を有し，卵子や精子の移動にかかわっている．膨大部に輸送された卵子と精子はここで受精する．

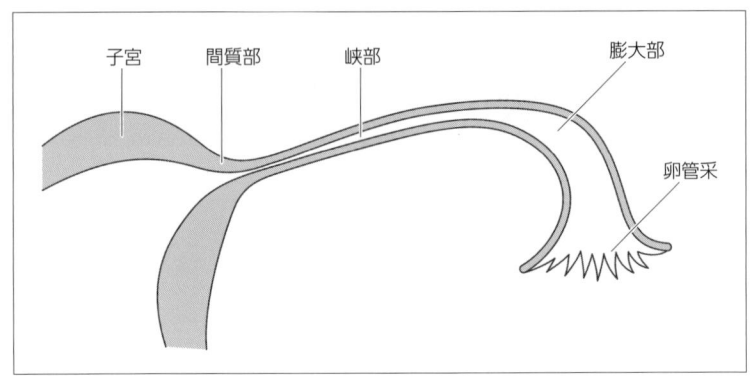

図 2-2　卵管の各部位

■卵巣

　卵巣（ovary）は母指頭大の大きさで，1対の扁平な楕円状実質器官である．卵巣は表面の皮質と内部の髄質から構成され，若年者では表面の上皮細胞の丈は高く年齢とともに扁平になる．発育段階の卵胞は卵巣の表層部に存在しており，卵胞は排卵すると黄体という細胞集団に置き換わる．したがって，思春期以降の卵巣は卵胞や黄体の形成による膨らみや退化で組織の表面が凹凸するという．卵巣の表面は漿膜と白膜に覆われており，白膜はきわめて強固であり，卵子はコラゲナーゼなどの作用でこの膜を分解して排卵すると考えられている[1]．月経周期が開始されると，卵巣はエストロゲンやプロゲステロンの産生にかかわり，中枢の巧妙な調節作用を受けて働くことになる．

 ## 視床下部-下垂体-卵巣系

　卵巣が正常に働くためには，いうまでもなく卵巣自体の細胞が機能的に正常に働く必要があるものの，それだけでは卵子は発育できない．卵子が卵胞内環境で正常に発育するためには，下垂体から卵胞刺激ホルモン（FSH）や黄体形成ホルモン（LH）が放出されて卵巣に作用しなければならない．下垂体からFSHやLHの性腺刺激ホルモンが放出されるには，さらに上位の間脳である視床下部から性腺刺激ホルモン放出ホルモン（GnRH）が下垂体を刺激しなければならない．最近では，視床下部を刺激するキスペプチンという脳内ホルモンの存在も分かっている．卵巣からは卵胞ホルモン（エストロゲン）が産生され，卵の発育，子宮内膜の増殖，頸管粘液の産生などにかかわっている．また，黄体ホルモン（プロゲステロン）も産生され，着床など妊娠にかかわった作用に貢献する．産生された一部のエストロゲンが視床下部にフィードバックして，視床下部-下垂体-卵巣系をコントロールしている（図2-3）．

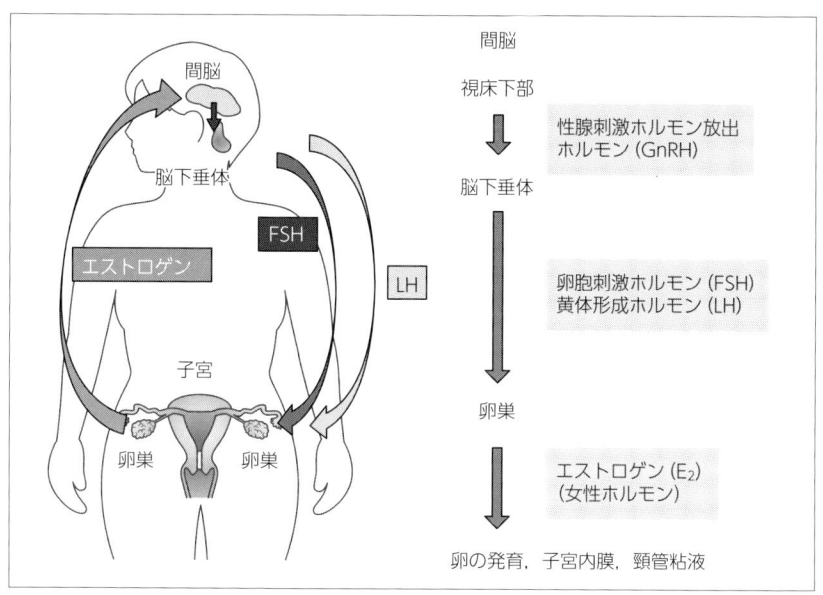

図2-3 視床下部-下垂体-卵巣の関係

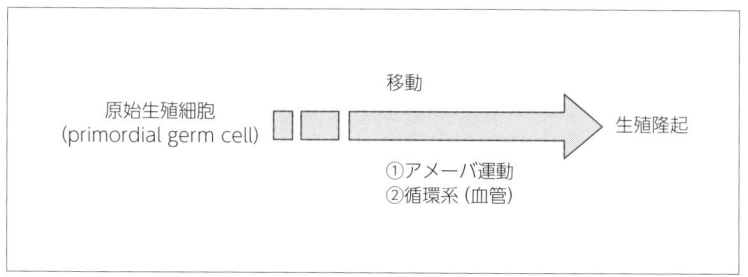

図2-4 原始生殖細胞の生殖隆起への移動

卵子の起源と卵子発生

■原始生殖細胞

　卵子は，精子と同様に最初から生殖器（精子は精巣，卵子は卵巣）で作られるのではなく，卵子の基は原始生殖細胞に由来している．原始生殖細胞は，ヒトの胎児では受精後21〜24日にはじめて卵黄嚢壁に出現する．やがて後腸部に移動し，さらに腸間膜あるいは血中をアメーバ様運動しながら移動し，発生第5週（30日齢）頃には性腺の原基となる生殖隆起（生殖巣ともいう）に到達し増殖する[2]．増殖した原始生殖細胞は卵祖細胞（oogonia）（卵原細胞ともいう）に分化する．興味あることに，生殖隆起は原始生殖細胞を引きつける化学物質を産生しており，生殖隆起と原始生殖細胞を共培養すると，原始生殖細胞は生殖隆起の方向へと移動する[1]（図2-4）．原始生殖細胞（primordial germ cell：PGC）を始原生殖細胞と記している教科書もある．

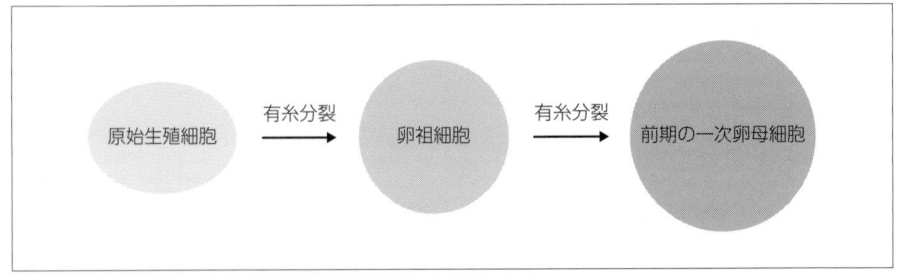

図 2-5　原始生殖細胞が生殖隆起に侵入した後の一次卵母細胞への分化模式図

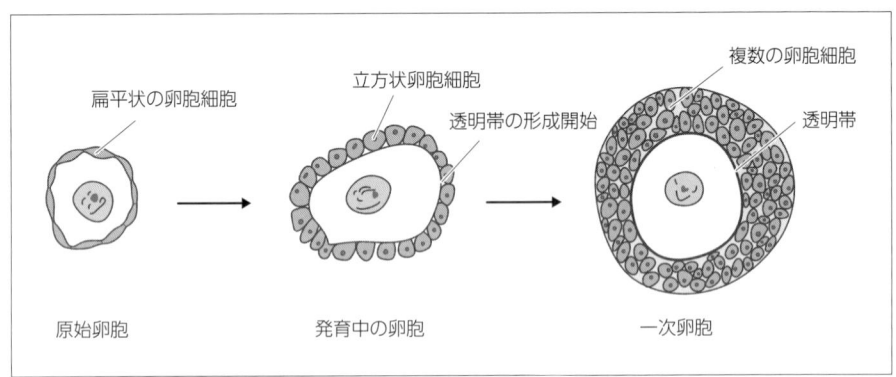

図 2-6　原始卵胞の分化模式図

■卵子発生

　最初，1,000 個ほどの原始生殖細胞が移動して生殖隆起に定着した後，原始生殖細胞はさかんに有糸分裂を繰り返して増殖し，卵祖細胞に分化する．発生後 3 カ月までに，卵祖細胞は細胞の大きさを増した一次卵母細胞（primary oocyte）となり，第一減数分裂の前期に突入する[2]（図 2-5）．

　胎生 4 カ月では，卵祖細胞は卵巣の皮質部に集落をなしている．一部の卵祖細胞は有糸分裂をして，そのほかはすでに一次卵母細胞に分化し，第一減数分裂の前期に入っている．

　胎生 7 カ月では，ほとんどの卵祖細胞は一次卵母細胞となり，染色体の段階は第一減数分裂の前期に相当する．一次卵母細胞は周囲を卵胞細胞（follicular cells）で取り囲まれる．一層の卵胞細胞で取り囲まれた一次卵母細胞を原始卵胞（primordial follicle）という．原始卵胞の周囲を取り囲む一層の卵胞細胞は，立方状の卵胞細胞となる．一方，卵細胞膜境界に透明帯の形成が開始される．やがて卵胞細胞は複数の層となる顆粒膜細胞へと発育する．この状態に発育した卵胞を一次卵胞とよんでいる（図 2-6）．出生後の卵巣内の卵母細胞はほとんど原始卵胞であり，卵巣の表面に集積して存在する[2]．

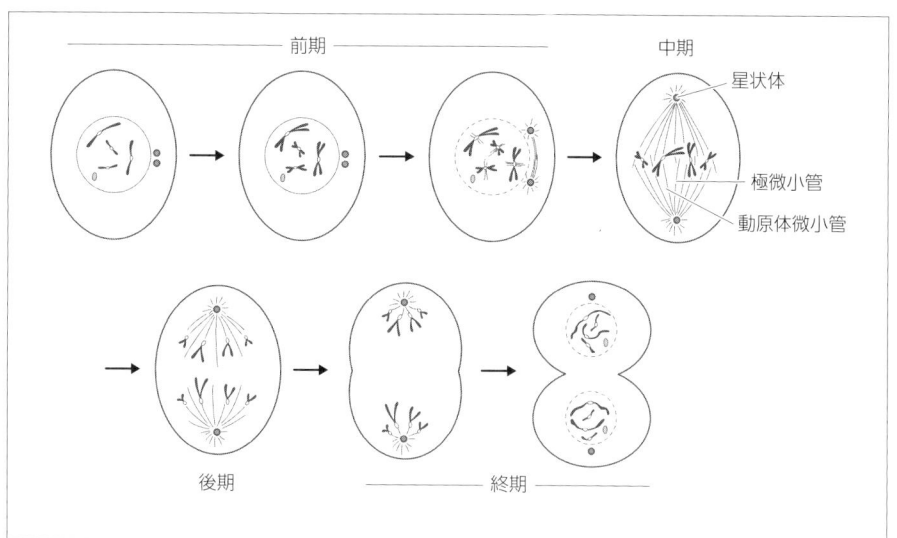

図 2-7 有糸分裂の模式図[4]

 有糸分裂と減数分裂

　我々の体は体細胞と生殖細胞からできている．体細胞は有糸分裂（mitosis）（体細胞分裂ともいう）を繰り返して細胞を増加させている．それに対して，生殖細胞は減数分裂（meiosis）という特殊な仕組みによって分裂する．すなわち，1回の染色体の複製（DNA量を2倍）の後，2回の分裂が続いて起こり，最終的に元の細胞の半数の染色体（1n, 1c）をもつ細胞，すなわち生殖子（配偶子ともいう；卵子と精子）を作りだしている．

　有性生殖の特徴は，正常な染色体数を次世代へ受け継ぐことにある．ヒトの体細胞核の染色体は，23対の相同染色体によって46の染色体（二倍体；diploid）から構成されている．46の染色体の基は，卵子および精子に由来する23の染色体（一倍体；haploid）から構成されたものである．

■有糸分裂

　通常の有糸分裂の分裂過程を示す（**図 2-7**）．前期は核膜を有する核が存在する時期である．中期は核膜が消失して凝縮した染色体が紡錘体（微小管）の中央（赤道面）に配列した時期，後期は染色体が紡錘体の両極に向かって分離する時期であり，終期は染色体がそれぞれ紡錘体の両極に完全に分離した時期である．

■減数分裂

　減数分裂は，第一減数分裂と第二減数分裂からなる（**図 2-8**）．

第一減数分裂前期（prophase I）

　大多数の卵祖細胞が分裂を続けるなかで，ある卵祖細胞はより大型の一次卵母細

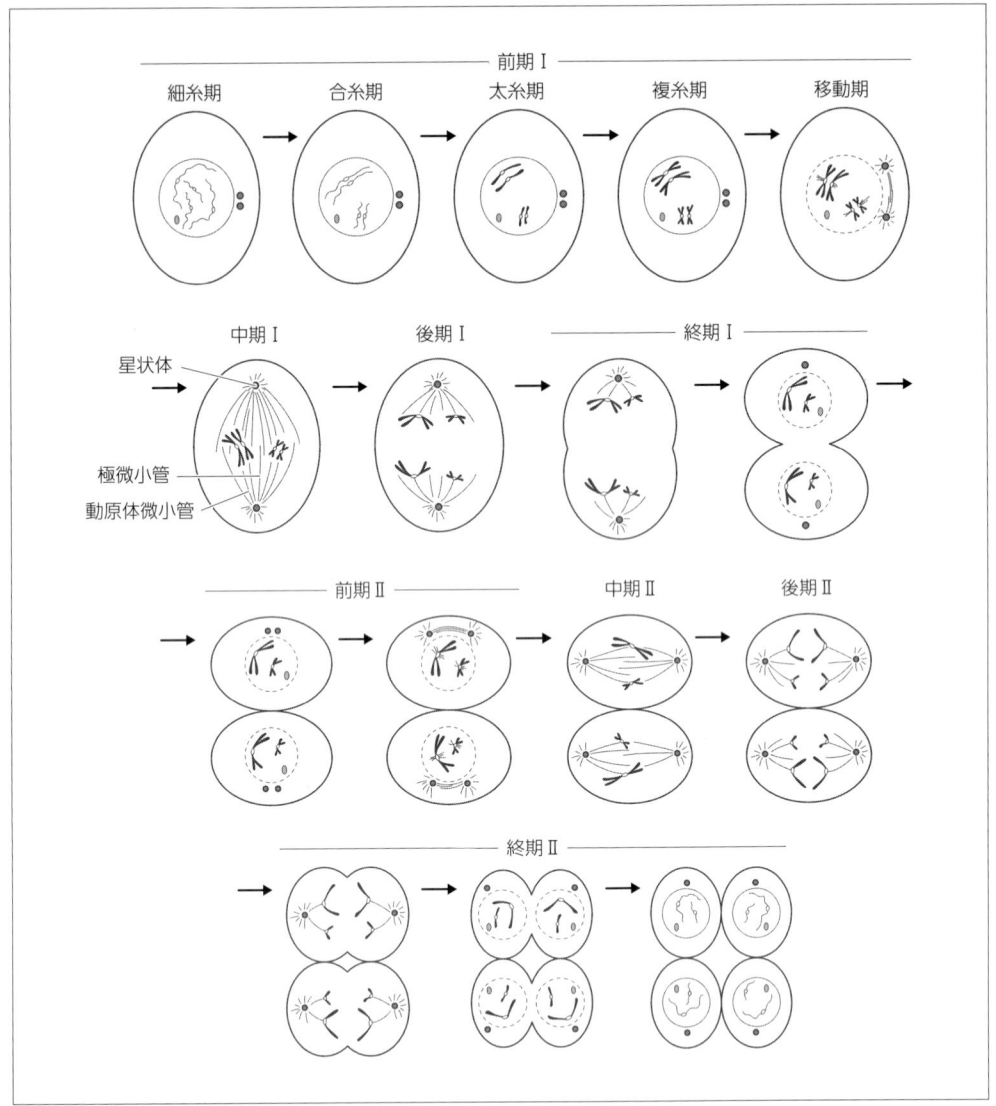

図2-8 減数分裂の模式図[4]

胞に分化する．その際，染色体は複製されて一対の姉妹染色体を形成し，第一減数分裂前期に突入する．前期は長く，細糸期（レプトテン期；leptoten stage），合糸期（ザイゴテン期；zygotene stage），太糸期（パキテン期；pachytene stage），複糸期（ディプロテン期；diplotene stage），分離期（ディアキネシス期；diakinesis stage）の5段階に区別される[3]．合糸期を接合期，太糸期を厚糸期，分離期を移動期ともいう．

① 細糸期は，一次卵母細胞の核内に糸状に細長く伸びた2本の同等の染色分体（chromatid）が共通な動原体（centromere）で結合した対よりなっている．各染色分体の半分は母方，父方細胞から受け継いだDNA鎖で，それに対合している半分

の染色体は減数分裂開始直前に新しく合成されたDNA鎖である．

② 合糸期は，2本の染色体分体よりなる染色体の相同なもの同士（片方は母方に，他方は父方に由来する）が並び，正確に対合（シナプシス；synapsis）密着する．

③ 太糸期の初期には相同染色体が対になって並んだ二価染色体（bivalent chromosome）となる．対合した相同染色体は，それぞれが2本の姉妹染色分体からなっていることより，4本の染色分体からなる（2n, 4c）．相同染色体の対合が染色体の全体に及び，折りたたみが進み，太く短くなる．

④ 複糸期には，父方と母方由来の相同染色体の一部が互いに重なりつながる（その結合部分をキアズマ；chiasmaという）．その部位で染色分体が切断されて，母方と父方由来の染色分体の間で互いにその一部が交換しあう交差が起こる．このことが，個体特有の遺伝的相違が生じる主要な原因の1つと考えられている[3]．

第一減数分裂は，この複糸期でいったん休止状態となる．核は卵核胞（germinal vesicle：GV）の状態で，減数分裂は停止したまま長期間，卵巣内でこのままの休眠状態となる．再開するまでヒトでは十数年から数十年に及ぶことになり，これが卵子の質低下につながる要因と考えられている．その後，成長して細胞質は増大し，思春期以降（月経が開始する頃），排卵直前の下垂体由来の黄体形成ホルモン（luteinizing hormone：LH）刺激（LHサージ）により減数分裂を再開する．減数分裂が停止した卵細胞質は，卵成熟促進因子（maturation promoting factor：MPF）が不活性型となっている．したがって，MPFを活性化させることで分裂再開となる．つまり，卵核胞の崩壊（germinal vesicle break down：GVBD）により休止状態の染色体分裂を再開することになる．

⑤ 分離期に，染色体はさらに短縮する．核膜が消失して紡錘体ができはじめる．

第一減数分裂中期（metaphase I）

紡錘体の両端から伸びた動原糸で対合した相同染色体（二価染色体＝四分染色体）が赤道面に沿って並ぶ．その際，母方と父方由来の染色体が赤道面を挟んで反対側に位置するように整列するが，どちら側に母方，父方がくるかは決まっていないようである．無作為な染色体の配列に基づくことを考えれば，2^{23}（8,388,608）通りの組み合わせの異なる半数体細胞が作られることになる．さまざまな遺伝子を獲得したヒトが生まれる理由が理解できる[3]．

第一減数分裂後期（anaphase I）

対になっていた染色体は分離し，それぞれ紡錘体の極へ向かって移動しはじめる．各染色体の染色分体はまだ動原体で結合したままである．相同染色体が離れていくにしたがいキアズマは引き離され，交差が完了する．

減数分裂では，二価染色体を構成している母方と父方から受け継いだ染色体が，それぞれ別の極へ向かって移動していき，結果として両親から授かった染色体の種々の組み合わせをもつ遺伝的に異なった娘細胞ができる．

第一減数分裂終期（telophase I）

核膜に包まれた2つの娘核が形成される．それぞれ核の染色体数は半分（1n）になっているが，おのおのの染色体は2本の染色分体（2c）よりなっている．各染色

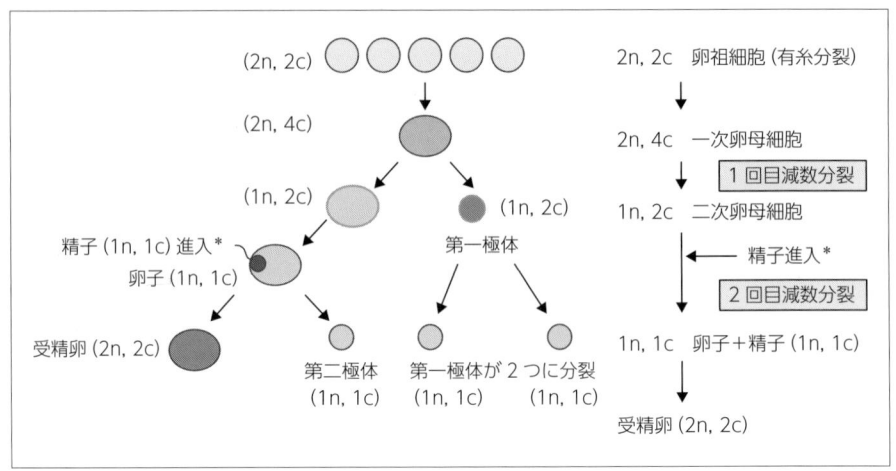

図2-9 ヒト卵子と受精卵の形成
＊：精子進入により2回目の減数分裂が起こる．

体はすでにDNAの複製を完了した状態にある．したがって，第一減数分裂と第二減数分裂の間期に染色体DNAの合成は起こらない．

第二減数分裂前期 (prophase II)

実際には第二減数分裂の前期はなく，第一減数分裂終期から第二減数分裂の中期に移行する．

第二減数分裂中期 (metaphase II：MII)

第二減数分裂の前期はなく（すでに染色体DNAの合成は終わっている．1n, 2c），すぐに中期へ進む．第二減数分裂は，通常の有糸分裂とほとんど同じように進行する．実際には，二次卵母細胞に精子が進入して分裂が再開するため，分裂はそれまで停止状態である．第二減数分裂中期に紡錘体が構築され，赤道面に染色体が並び，各染色体の2本の染色分体をつなぐ共通の動原体が分かれる．

第二減数分裂後期 (anaphase II)

後期は染色体が紡錘体の両極に向かって分離する時期であり，それぞれが反対側の極に向かって離れていく．第二減数分裂後期の終了が減数分裂の完結である．

第二減数分裂終期 (telophase II)

それぞれの染色体（1n, 2c）が反対側の極に向かって離れて，染色体がそれぞれ紡錘体の両極に完全に分離し2つの娘細胞（1n, 1c）となる．つまり，1個の複相（2n）の生殖細胞から4個の単相（1n）の娘細胞を生じることになる．実際には，卵子の形成過程では一次卵母細胞から生じた2個の娘細胞のうち，一方が二次卵母細胞（1n, 2c）となり，他方の娘細胞が第一極体（1n, 2c）となる．この状態で排卵される．精子が進入することで，最終的には1個の受精可能な卵子（1n, 1c）と受精に関与しない3個の極体（1n, 1c）となる（図2-9）．

ヒトの卵子形成の概略と卵子の成熟過程を図2-10にも示した．図2-8, 2-9, 2-10を参照して，卵子形成を理解してほしい．

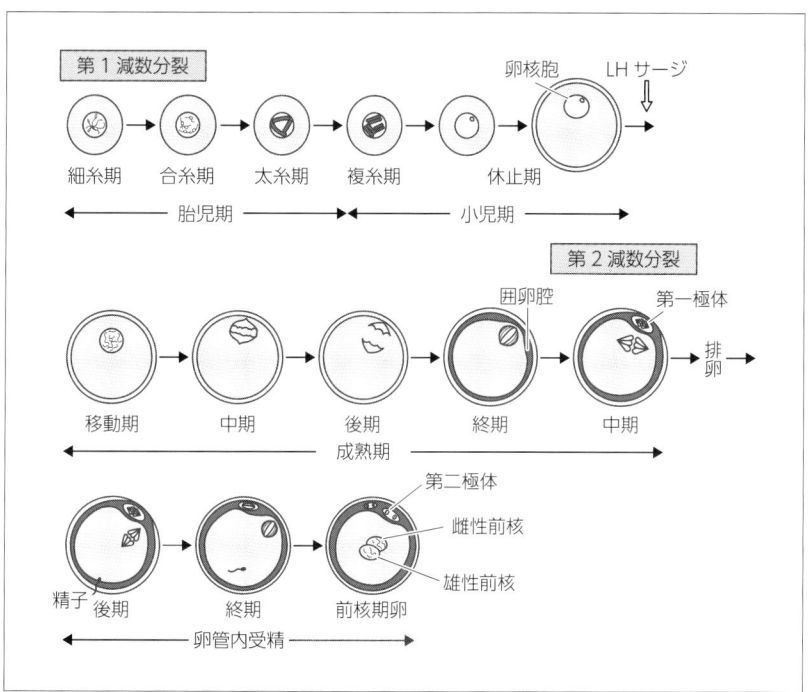

図 2-10 卵子と受精卵の成熟過程[1]

　減数分裂を成熟分裂，第一減数分裂を還元分裂という用語で説明している教科書もある．

> 学習要点

1. 女性生殖器を外性器と内性器に分けて各部位の働きを整理する．
2. 月経周期を大きく 3 期に分け，各時期の特徴を整理する．
3. 卵管は子宮からどのような部位を経て開口部に達しているか？
4. 原始生殖細胞，原始卵胞について整理する．
5. 視床下部-下垂体-卵巣系のホルモンの関係を理解する．
6. 有糸分裂と減数分裂のそれぞれの特徴を整理する．
7. 卵子の形成 (成熟) 過程を整理する．

参考文献

1) 北井啓勝：女性生殖器と卵子発生．コメディカルのための ART 必須ラボマニュアル（鈴木秋悦，福田愛作監修，荒木康久，佐藤和文編集），239〜244，医歯薬出版，2005．
2) トマス・W・サドラー：生殖子形成．人体発生学（第 7 版）（安田峯生，沢野重蔵訳），3〜14，医学書院 MYW，1996．
3) 沢井　毅：生殖子発生と受精．パッテン発生学（第 5 版）（白井敏雄監訳），62〜71，西村書店，1996．
4) 佐々木史江，他：生物学（第 3 版）．医歯薬出版，2009．

第 3 章　男性生殖器と精子発生

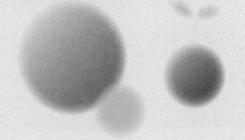

男性生殖器

　男性生殖器は，精巣，精巣上体，精管，精囊，前立腺，射精管，陰茎などから構成されている（図 3-1）．
　精巣は精子を産生する重要な器官である．精子形成は精巣内の精細管で行われ，精巣輸出管を通過し，精巣上体へと輸送される．精子形成は視床下部-下垂体-精巣系における複雑な制御機構のもとに調整されている．精子形成とあわせて，精巣の機能で重要な点は男性ホルモンであるテストステロンを作ることである．男性生殖器のもっとも重要な器官は精巣といえるかもしれないが，すべての付属器官の機能が正常でなければ造精したとしても女性の体内に精子を輸送することはできない．

精巣の構造

　ヒトの成熟精巣の容積は約 20 mL で，実質は中隔によって多数（200～300）の小葉に分かれ，全体が白膜で覆われている．1 つの小葉には 3～4 本の精細管があり，

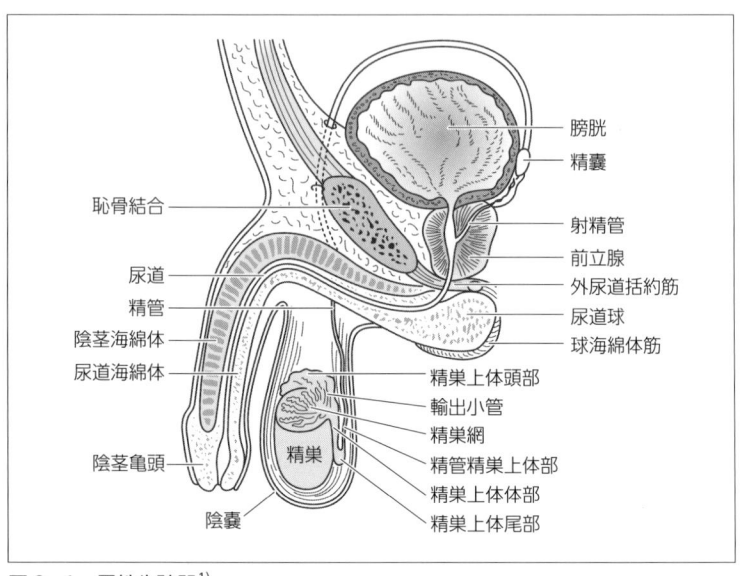

図 3-1　男性生殖器[1)]

第3章 男性生殖器と精子発生

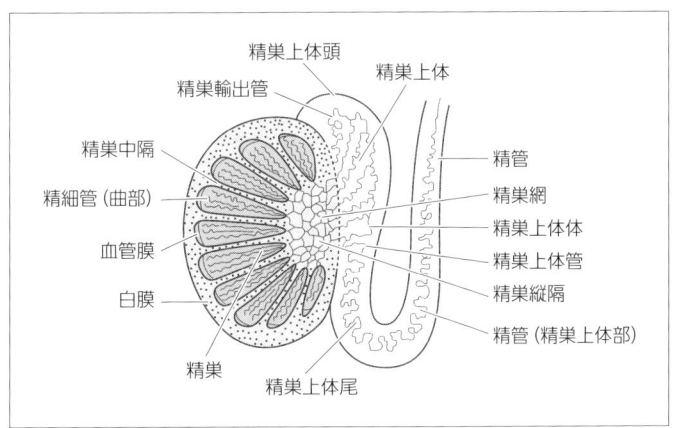

図3-2 精巣と精巣上体[1]

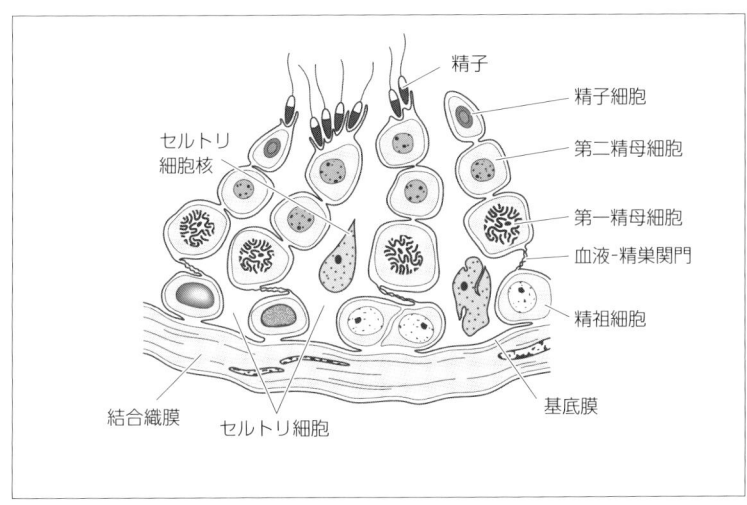

図3-3 精細管内細胞

互いに吻合している．精細管は精巣網となり，精巣輸出管を経て精巣上体管へと移行する（図3-2）．精細管は基底膜によって囲まれ，筋様細胞，セルトリ細胞（Sertoli cell）および各段階の精細胞が存在する精子形成の重要な場所である（図3-3, 3-4）．

セルトリ細胞は精細管内腔に向かって枝分かれして，精子形成にかかわるあらゆる段階の分化細胞（精細胞）に栄養を与えるばかりでなく，不要となった細胞質の処理などをする重要な細胞である．また，精祖細胞を外部からの感染源から防御するため特殊な機構（血液-精巣関門）ができている[2]．

精細管の基底膜の外側には，結合織膜で取り囲まれた精細管同士の間に間質組織がある．この間質組織にはライディッヒ細胞（Leydig cell）があり，テストステロンの産生に関与している．図3-4では，精細管の断面に各分化段階の精細胞が多数存在していることがわかる．

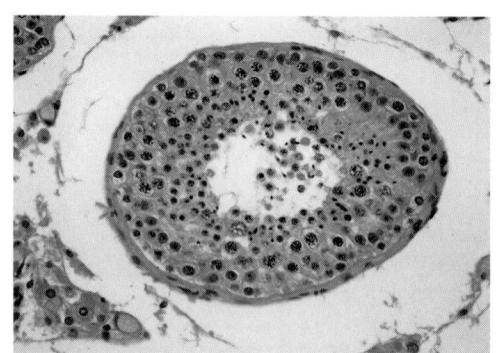

図3-4 精細管断面組織像

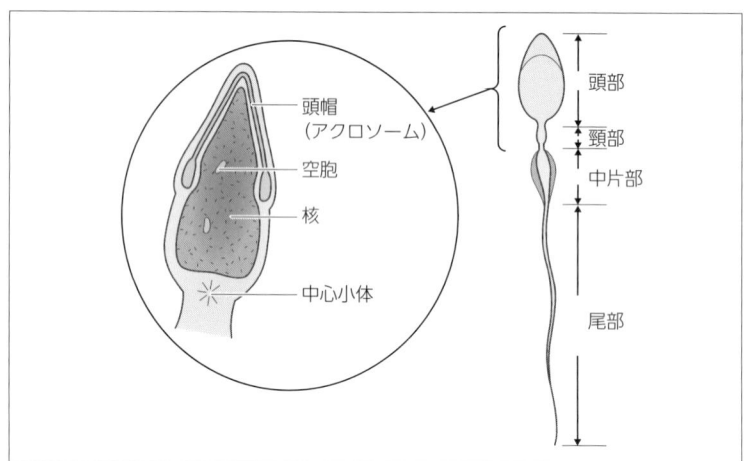

図3-5 ヒト精子構造

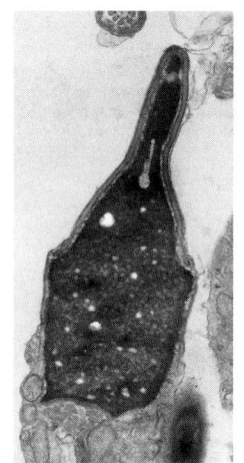

図3-6 ヒト精子頭部電顕像

 ## 精子の構造

　精子は頭部，頸部，中片部，尾部よりなる（図3-5）．頭部の幅は約 $2〜3\mu m$，長さは約 $5\mu m$，尾部は約 $50\mu m$ である．精子全体の細胞容積は他の細胞の核/細胞質比に比較してきわめて大きい．

　通常，体細胞の核蛋白はヒストンであるが，成熟した精子核はプロタミンという特殊な核蛋白で構成され，強固に折りたたまれた状態で頑強に作られている．核内は電子顕微鏡で空胞などが観察される．大きな陥没を有するものは形態不良である．

■頭部

　頭部（図3-6）の先端部分は先体あるいは頭帽（アクロソーム）ともいわれ，外膜と内膜が融合した小胞を形成し，この内部に蛋白分解酵素を有している．この酵素は受精の際，アクロソームから放出されて透明帯を通過すると考えられている（先体反応；acrosome reaction）．

■ 頸部

頭部と尾部をつなぐ結合部であり，中心小体（中心子や中心子周辺物質を含む）を有している．この中心小体は，精子が卵子に進入後，微小管を形成し，雌性前核を細胞質中央に誘い寄せて核融合するために重要な働きをする．

■ 中片部

中片部には豊富なミトコンドリアが存在し，運動のエネルギー供給に関与している．

■ 尾部

尾部は頭部以外，つまり頸部，中片部それ以下を含めた全体を指しているが，中片部以下を尾部と称するものが多いのでここではそれに従う．尾部のどの断面をみても微小管の特殊な構造からできているのが特徴であり，構造異常は運動に影響を与える．

精子の起源

精子の元の細胞は精巣の中で発生・分化してくるのではなく，卵子の発生の項で述べたように（p.9，卵子の起源と卵子発生），原始生殖細胞（PGC）に由来する．原始生殖細胞は発生第3週末（受精後21～24日頃）の胎児の卵黄嚢壁に出現して，アメーバ運動（多くは血中で）をしながら移動して生殖隆起に定着し，ここでさかんに有糸分裂を繰り返して精祖細胞（精原細胞）となる．したがって，出生後の精巣内での精子の元は精祖細胞ということになる．

精子形成（図3-7）

精子が形成される過程は特徴的な現象から大きく3つに分けることができる．
① 精祖細胞が有糸分裂で増殖しながら第一精母細胞に分化する過程．
② 第一精母細胞が1回目の減数分裂を経て第二精母細胞に，次いで2回目の減数分裂で精子細胞に分化する過程．
③ 精子細胞が成熟精子に完成する過程．
①～②までを精子形成（spermatogenesis）といい，③を精子発生あるいは精子完成（spermiogenesis）としている教科書と，精祖細胞から成熟した精子まで，すなわち①～③の成熟精子の完成までを精子形成（spermatogenesis）と記載しているものがある．本書では混乱を避けるため，精祖細胞から成熟した精子までの過程を精子形成過程とした（精祖細胞から成熟した精子までを精子形成とした方がイメージしやすいためである）．精祖細胞から成熟精子の完成には約75日（69～80日）かかる[3]．

■ 精祖細胞

原始生殖細胞が生殖隆起に移動し，そこで有糸分裂することで細胞は増殖していく．それが精祖細胞で，精巣で造精される精子の元となる幹細胞を含む．

増殖した精祖細胞は，光学顕微鏡レベルでは，染色分類により3種類が存在すると考えられている．いずれも精細管基底膜に接して存在している．

■ 第一精母細胞

精祖細胞(spermatogonia)が分裂して第一減数分裂細糸期(prophase I)(レプトテン期；leptotene stage)の精母細胞(spermatocyte)になる．細糸期の間にDNAおよびヒストンの合成は終了し，4倍体(tetraploid)(2n, 4c)(4N)になり合糸期(ザイゴテン期；zygotene stage)に移行する．合糸期では相同染色体の接合が起こり，対合複合体が形成される．次いで核の著明な膨化が起こり，太糸期(パキテン期；pachytene stage)(厚糸期)に入る．細胞質の増大も顕著であり，全細胞中でもっとも大きな細胞になる．それぞれの染色体は2つの染色分体ですでに分割状態にある．つまり，相同染色体の対は4本の染色分体(2n, 4c)(4N)から形成されていることになる．染色体交差により，相同染色体間の遺伝情報の交換がこの期に起こる．この交差部位をキアズマ(chiasma)という．このキアズマで染色分体が切断され，母方と父方由来の染色分体が互いに入れ替わり，遺伝子の組み換えが行われる．このことが，多数の異なる個体間の遺伝的相違が生じる原因の一つになる．

合糸期から太糸期は，精子形成の全過程のなかでもっとも侵襲に弱い時期と考えられている．その後，複糸期(ディプロテン期；diplotene stage)になり，相同染色体は解離し，キアズマのみの結合となって移動期(ディアキネシス期；diakinesis stage)に入る．やがて第一減数分裂中期(metaphase I)になると，染色体は核膜から離れ赤道面に配列した後，第一減数分裂後期(anaphase I)には染色体が両極へ移動し，終期(telophase I)を経て第一減数分裂を終了する[4](p.12, 図2-8参照)．

■ 第二精母細胞(精娘細胞)

第一減数分裂が終わると第二精母細胞(1n, 2c)(2N)が形成されるが，存在するのは2〜3時間と短い．ここではDNAの複製は行われず，ただちに第二減数分裂の中期(metaphase II)に入り，やがて，第二減数分裂後期(anaphase II)，終期(telophase)を経て減数分裂を完了し，体細胞の染色体の半分である半数体(一倍体)の精子細胞(1n, 1c)(N)へと進む．

染色体数を通常の体細胞の2Nと考えれば，

精祖細胞(2N) $\xrightarrow{\text{DNA合成}}$ 第一精母細胞(4N) $\xrightarrow{\text{1回目減数分裂}}$ 第二精母細胞(2N)→

$\xrightarrow{\text{2回目減数分裂}}$ 精子細胞(N) $\xrightarrow{\text{精子完成}}$ 精子(N)

と表記すると理解しやすいかもしれない．

■ 精子細胞

精子細胞（spermatid）は，第二減数分裂を経て最終的に半数体の染色体を有する細胞（1n, 1c）（N）となる．理論上，精子側の半数体（1n, 1c）（N）と卵子側の半数体（1n, 1c）（N）で受精は成立するが，精子細胞はさらに分化して成熟精子にならなければ通常の受精は起こらない．

精子発生（完成）過程

2回目の減数分裂が終了した状態の精子細胞は円形であることより，円形精子細胞とよばれている．精子発生とは，円形精子細胞が分化して尾部（鞭毛）を有する成熟精子までを指している．精子発生は，精子完成や精子変態と書かれていることもある．

この分化過程の特徴は，①先体の形成，②核の濃縮および形態変化，③尾部の形成の3段階に分けられる．

■ 先体（尖体）（アクロソーム）の形成

円形精子細胞では，発達したゴルジ体が特徴的であり，そのゴルジ体より先体が形成される．

■ 核の濃縮および形態変化

精子細胞の核の元であるクロマチン（染色質）は細かい顆粒状であるが，分化につれて染色質は次第に粗大な顆粒状になり，核小体は消失し，核は徐々に濃縮し，形も細長い円錐状へと変化する．精子細胞が伸長を開始する頃に，核蛋白がヒストンからプロタミンに置換される．これが将来の精子のDNAをコンパクトに維持する重要な変化である（図3-7）．

■ 尾部（鞭毛）の形成

尾部の形成は，もともと精子細胞内の1対の中心子が先体より頭部と反対側に移動することに始まる．1つは近位中心子とよばれ卵子細胞内に進入後，中心小体となる．他方は遠位中心子とよばれ，尾部の軸索鞘になり尾部形成にかかわる．約2週間ほどの精子完成期間に完全な鞭毛はできあがる（図3-7）．

> **参考：卵子と精子の発生の違い**
>
> 卵子は，元の1個の卵祖細胞から減数分裂を経て，最終的に1個の受精可能な卵母細胞（卵子）と3個の受精にかかわらない極体を生じることを学んだ．
>
> それに対し，精子の場合は，元の1個の精祖細胞から減数分裂を経て，最終的に4個の受精可能な細胞が作出される（図3-8）．

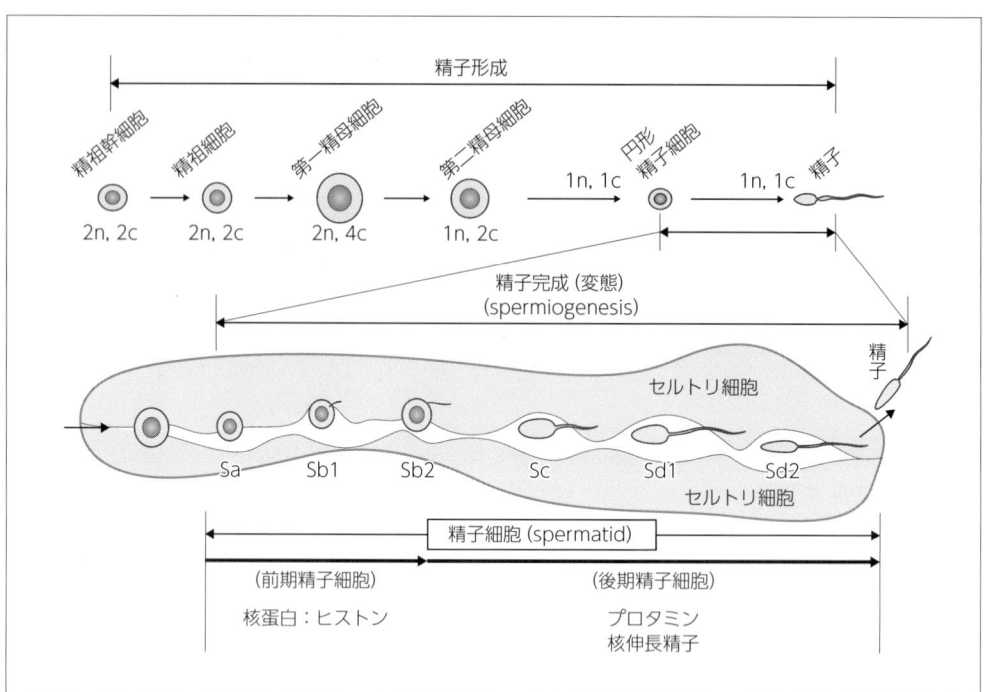

図3-7 精子形成の模式図

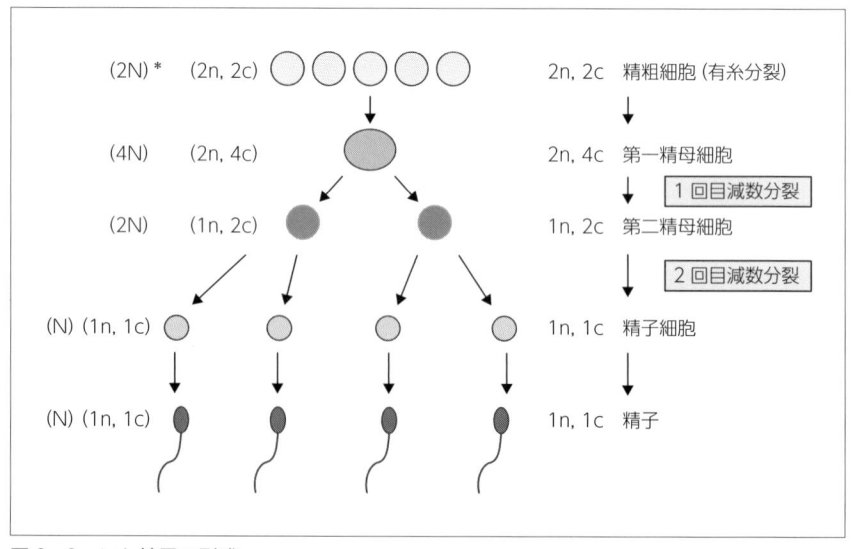

図3-8 ヒト精子の形成
＊：p.20で述べたように，染色体数を考えた場合．

 視床下部-下垂体-精巣系

　視床下部には生殖中枢があり，視床下部から性腺刺激ホルモン放出ホルモン（gonadotropin releasing hormone：GnRH）を分泌し，下垂体門脈を通じて下垂体

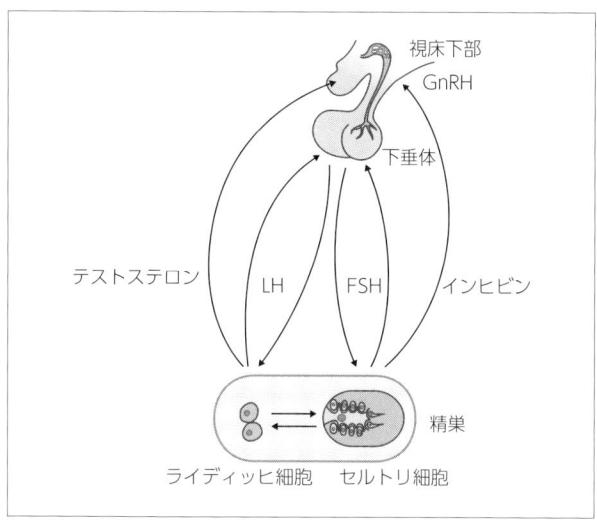

図3-9 視床下部-下垂体-精巣系フィードバック

　前葉に達したホルモンは下垂体からの性腺刺激ホルモン（gonadotropin：FSH，LHなど）の分泌を調節している．下垂体内で卵胞刺激ホルモン（follicle stimulating hormone：FSH）や黄体形成ホルモン（luteinizing hormone：LH）の合成を促進させる．下垂体から放出されたFSH，LHは血液を介して精巣に働く．その結果，FSHはセルトリ細胞に，LHはライディッヒ細胞のレセプターに結合して，作用を発現する．

　ライディッヒ細胞ではLHの刺激によりテストステロン分泌が起こり，同時にその産生が増加する．FSHはセルトリ細胞に働き，アンドロゲン結合蛋白質（androgen binding protein：ABP）などの多くの物質の合成分泌を促進させる．これが精子形成の開始，維持に一定の役割を果たしていると考えられている[2]．

　GnRHで促進されたFSHおよびLHの分泌は，精巣からのフィードバックにより制御されている．FSHに対してはセルトリ細胞で合成されるインヒビンが，LHに対してはライディッヒ細胞で合成されるテストステロンおよびエストラジオールがそれぞれ抑制作用をしている[2]（**図3-9**）．

学習要点

1. 精細管で造精された精子が射出するまでの経路を整理する．
2. 原始生殖細胞について整理する．
3. 原始生殖細胞がアメーバ運動で到達するのはどこか？
4. 精細管で精子が形成される過程を整理する（例えば，精祖細胞→○○→○○……○○→成熟精子）．
5. 精子形成を3段階に大きく区別して整理する．
6. 精子と精子細胞の違いを整理する．
7. 減数分裂を理解し，精祖細胞から精子になる過程で染色体数とDNA量の関係を整理する．
8. 精子の構造について整理する．
9. ライディッヒ細胞，セルトリ細胞の作用を整理する．
10. 視床下部-下垂体-精巣系の制御作用の概要を整理する．
11. 10における，フィードバック作用を整理する

参考文献

1) 佐藤健次：解剖学（第2版）．123〜124，医歯薬出版，2005．
2) 石川博通：男性生殖器と精子発生．コメディカルのためのART必須ラボマニュアル（鈴木秋悦，福田愛作監修，荒木康久，佐藤和文編集）．226〜230，医歯薬出版，2005．
3) Carl, G. H.：Kinetics of the Germinal Epithelium in Man. *Recent prog. Horm. Res.*, 20：545〜575, 1961.
4) 沢井 毅：生殖子発生と受精．パッテン発生学（第5版）（白井敏雄監訳）．62〜71，西村書店，1996．

第4章 受精のメカニズム

　受精は，精子と卵子が融合して，新たな個体が発生する始まりといえる．受精の成立とは，発生学的には雄性核と雌性核が融合した時点であり，遺伝学的には両核の染色体（遺伝子）による新個体の発生の時点といえる[1]．本章では，受精のメカニズムについて解説する．

受精能獲得

　射出された精子は，腟，頸管，子宮内腔さらに卵管内を通過して卵管膨大部の受精の場まで遡上していく．この間に，精子表面の化学構造的変化のみならず精子内の代謝にも変化を生じ，受精する能力を高めていく．これを受精能獲得（capacitation）という．

ハイパーアクチベーション

　精子は，卵子細胞内に進入する時，尾部を急激に運動させる．その激しい尾部運動をハイパーアクチベーション（hyperactivation）という．しかし，受精前に必ず激しい尾部運動が必要なのか否か，不明なところもある．

先体反応

　受精能を獲得した精子が卵子細胞周囲の卵丘細胞（顆粒膜細胞）を通過し，さらに透明帯を通過する際，頭部の精子細胞膜と先体の外膜が融合して小胞化を起こし，これによって生じた小孔から先体内に含まれている加水分解酵素を放出する．これを先体反応（acrosome reaction）（図4-1）と称し，この酵素作用で透明帯を通過していくと考えられている（図4-2）．

カルシウムオシレーションと卵子活性

　自然の状態の受精であれ，通常の体外受精（c-IVF）であれ，顕微授精（ICSI）であったとしても，精子が卵子細胞質に進入すると，精子の因子（sperm factor）が働き，ホスフォリパーゼCに作用し，次いでイノシトール3リン酸に働き，イノシトール3リン酸は滑面小胞体の受容体に作用し，小胞体の膜に透過孔を作り，貯蔵され

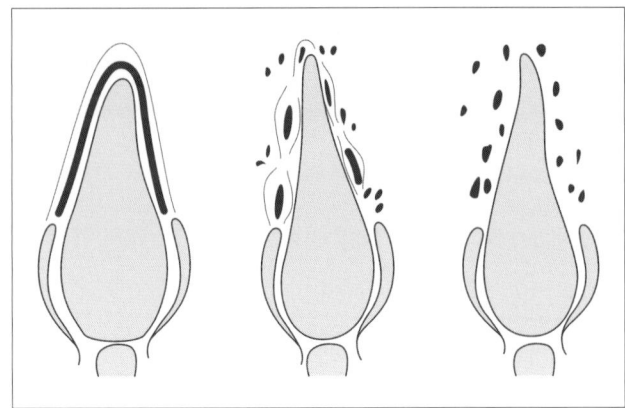

図4-1　先体反応の模式図

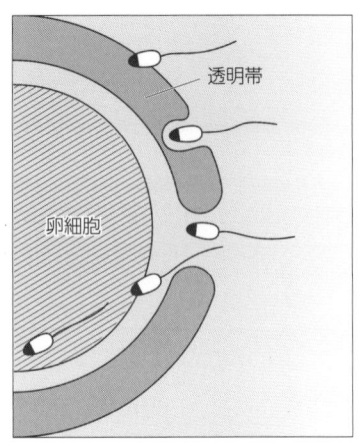

図4-2　透明帯通過の模式図

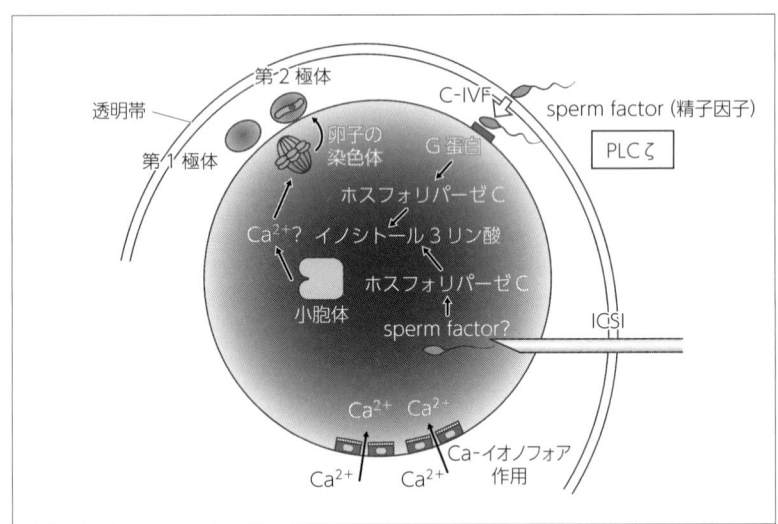

図4-3　卵子活性のメカニズム

ているCaイオンを小胞体内側から外側，つまり卵子細胞質内へ放出する(図4-3)．この際，Caイオンが繰り返し波動的にリズム的放出を繰り返す．この波をカルシウムオシレーション(calcium oscillation)とよんでいる．この結果，第二減数分裂の中期で停止していた分裂が再開し，第二極体を放出する．この段階ではじめて卵子は精子と受精できる状態となる．これを卵子活性という．現在，卵子活性を誘起させる最有力候補はホスフォリパーゼCゼータ(PLCζ)と考えられている．もし，自然の状態で精子が卵子の活性を誘起できない場合，臨床治療ではCa-イオノフォアなどを加えて，細胞外からCa^{2+}を卵子細胞質内に取り込ませることで人為的に卵子活性を行うことがある(図4-3)．

受精のしくみを理解することは，生殖医療の基礎を学ぶものにとって重要である．

学習要点

1. 受精能獲得とは？
2. 先体反応とは？
3. 精子が透明帯を通過する過程を整理する．
4. 精子が卵子細胞質内に進入した後，どのような化学作用によって小胞体からカルシウムイオンは放出されるか？
5. カルシウムオシレーションとはどのような現象か？
6. 卵子活性化について整理する．
7. 精子が卵子細胞質内に進入後，第二減数分裂が再開する．この現象について整理する．

参考文献

1) 年森清隆：第19回日本臨床エンブリオロジスト学会講演．2014．

第5章 不妊症とは

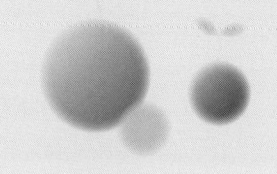

　不妊症とは，生殖年齢の男女が，妊娠を望み一定期間性生活を行っているにもかかわらず，妊娠の成立をみない状態と定義づけられている．避妊しなければ2年以内に90％の人が妊娠することから，一般的に2年というのが一定の目途とされている．しかし，アメリカでは避妊をしないで1年間妊娠しない場合を不妊症と定義している．最近，日本でも不妊症の治療者が増加しており，2年とか1年の定義にこだわらず早めに不妊を診断し，治療することが勧められている．

　また，不妊症のなかでも，一度も妊娠したことのない人を原発性不妊症，妊娠の既往があるもののその後妊娠しない人を続発性不妊症と分類している．

妊娠成立に必要な条件

　不妊原因は，おおよそ女性のみ40％，男性のみ35％，男女双方15％，原因不明10％と考えられている．しかし，今日の不妊治療の現状をみると，原因は男女半々であると考えた方がよい．

　妊娠が成立するためには，射精から受精までの条件，卵胞発育から受精までの条件，受精から着床までの条件など，各段階で生理現象が正常に働くことが必要となる．

射精から受精までの条件
　男性側の精巣機能に問題なく，精子数が十分あるか？　その精子が女性の体内で頸管粘液を通過し，子宮腔，卵管を障害なく通過して卵管膨大部まで到達できるか？

卵胞発育から受精までの条件
　卵巣機能が正常で，卵胞が発育する十分なホルモンが産生されているか？　排卵が順調に起こり，卵管采で捕捉され受精の場まで運ばれているか？

受精から着床までの条件
　精子と卵子が融合し受精が成立したか？　受精後の発育が正常で，受精卵が子宮内膜まで運ばれたか？　子宮内膜が十分発達しているか？

　以上を考えてみると，射精後，精子が受精の場，すなわち卵管膨大部に到達するだけでなく，ちょうどその時期に女性の身体のなかでホルモンの調節を受けた卵子が成熟し，タイミングよく排卵が起こり，受精し，発育，着床へと障害なく進まなければならない．したがって，不妊原因を検討する場合は男女双方の条件を考慮することになる（**表5-1**）．

表5-1 不妊原因を考える一般的な着眼点

①夫婦生活がうまくできているか？
②精子・精液に問題がないか？
③子宮頸管に問題がないか？
④卵子は発育しているか，排卵に問題がないか？
⑤卵管に問題がないか？
⑥子宮内膜は十分発達しているか？
⑦着床に問題がないか？
⑧原因不明不妊ではないか？

妊娠成立に必要な条件をまとめると以下のようになる．
① 受精に必要な数を含んだ良好精子が射精されること．
② 排卵日直前の頸管粘液に精子が進入し通過できること．
③ 精子が子宮腔を遡上していくこと．
④ 卵胞が成熟して排卵すること．排卵後，黄体を形成すること．
⑤ 卵管采による卵子の取り込みができること．
⑥ 受精が成立し，受精卵（胚）が正常に発育しながら子宮腔に向かって運搬されること．
⑦ 胚が胚盤胞まで発育し，孵化すること．
⑧ 子宮内膜が分泌期の形成に至っていること．
⑨ 着床すること．

男女それぞれの不妊原因

不妊の原因と考えられる所見を**表5-2**に示した．

男性側
①精子が作られていない．
②精子・精液が通過する経路が障害されている．
③性交がうまくできていない．
④健常なホルモン値が維持されていない．
⑤副生殖器が正常でない．

女性側
①ホルモンのバランスが正常でない．
②子宮，卵管などの質的機能に原因がある．

表5-2 男性側，女性側，両方の原因で不妊と考えられる所見[1]

男性側の原因	女性側の原因	男女両方の原因
造精機能障害 　無精子症 　乏精子症 　精子無力症 　奇形精子症 　精索静脈瘤 　停留精巣 **精路閉鎖** **性交障害** 　勃起障害 　射精障害 **ホルモン障害** 　低ゴナドトロピン性性腺機能不全 　高プロラクチン血症 　男性ホルモン（テストステロン）分泌低下 **染色体異常** 　クラインフェルター症候群 **副性殖器の炎症** 　副精巣炎，膿精子症，前立腺炎 **精液過少症**	**視床下部-下垂体-卵巣系の障害** 　無排卵性月経または無月経 　希発月経 　黄体機能不全 　卵巣嚢腫 　多嚢胞性卵巣症候群 　高プロラクチン血症 **甲状腺・副腎疾患** **卵管因子** 　卵管狭窄，卵管周囲癒着，閉塞，留水腫 **子宮体部** 　子宮筋腫，子宮腺筋症，内膜ポリープ，先天奇形，双角子宮，凹底子宮，子宮腔内癒着，アッシャーマン症候群 **子宮内膜増殖症** **子宮頸管因子** 　粘液分泌不全 　慢性頸管炎 **骨盤内炎症・癒着** 　クラミジア感染症 **子宮内膜症**	**免疫性不妊** **性の不一致** 　性交障害 　性交不能 　性交回数減少など
原因不明不妊		

表5-3 基本的な不妊検査[2]

① 基礎体温の測定
② 精液検査（精子の数，運動率，形態など）
③ 頸管粘液検査：排卵日頃に行う
④ フーナーテスト（性交後検査）：推定排卵日の12時間前（もしくは推定排卵日の早朝）に性交し，頸管粘液中の精子状態を調べる
⑤ 子宮卵管造影検査：子宮の形と卵管の通過性を調べる．X線検査
⑥ 経腟超音波検査：卵胞の発育，子宮や卵巣の状態などをモニターする

不妊治療の進め方

　不妊と診断されたら，一般不妊治療を行うため，基本的な検査にしたがって原因検索から始める．一般不妊治療とは，従来から行われている不妊治療で，人工授精までを対象としている．基本的不妊検査を**表5-3**に示す．妊娠には年齢が大きくかかわってくるので，その点を考慮しながら一般不妊治療を続けつつ，妊娠困難症例は生殖補助医療（assisted reproductive technology：ART）を用いた治療に進んでいくのが通常の治療パターンである．しかし今日では，患者背景を考慮し，積極的にARTに移行する例もみられる．ただし，ARTを繰り返しても妊娠しない時には，一般不妊治療にたち返ることも行われている．いずれにしても男女両方の原因検索を同時並行的に進めるべきである．

> **学習要点**
>
> 1. 不妊症の定義，現在の考えはどのように変化しているか整理する．
> 2. 不妊症の原因を整理する．
> 3. 不妊の原因を，① 射精から受精までの条件，② 卵胞発育から受精までの条件，③ 受精から着床までの条件に分けて整理する．
> 4. 不妊の原因を男性側，女性側に分けて整理する．
> 5. 基本的な不妊検査について整理する．

参考文献

1) 成田 収：不妊治療・体外受精のすすめ．南山堂，2010．
2) 荒木重雄，浜崎京子：不妊治療ガイダンス（第3版）．医学書院，2013．

第6章 女性の不妊検査

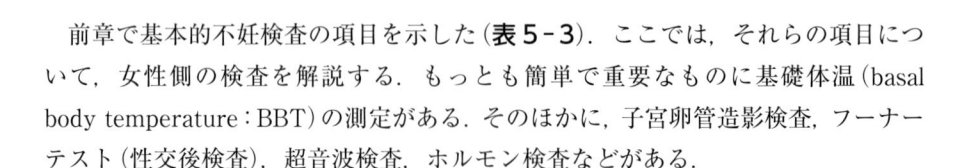

前章で基本的不妊検査の項目を示した（**表5-3**）．ここでは，それらの項目について，女性側の検査を解説する．もっとも簡単で重要なものに基礎体温（basal body temperature：BBT）の測定がある．そのほかに，子宮卵管造影検査，フーナーテスト（性交後検査），超音波検査，ホルモン検査などがある．

基礎体温の測定

基礎体温（BBT）の測定は，卵巣機能を知るもっとも重要な手段である．

卵巣内の卵胞は，卵胞刺激ホルモン（follicle stimulating hormone：FSH）の作用によって発育し，卵胞ホルモン（エストロゲン；estrogen）を分泌しはじめる．これにより多数の卵胞が発育してくるが，このうちの1個の卵胞が成熟し，黄体形成（化）ホルモン（luteinizing hormone：LH）の急激な分泌（LHサージ）により卵胞が破裂し排卵が起こる．排卵後，卵胞は黄体を形成し，黄体ホルモン（プロゲステロン；progesterone）を分泌し，基礎体温は上昇して高温相となる．これを黄体期（分泌期）とよんでいる．黄体はやがて退縮し，白体となり，体温は下降して月経が始まる（**図6-1**）．

低温日に排卵の頻度が高く，妊娠しやすい．しかし，必ずしも最低温日に排卵が起こるとはかぎらない．高温相を示さず低温相だけが続く場合は排卵は起こっておらず，無排卵症と診断される．

月経周期とは，月経開始日より起算して次の月経開始日までをいう．通常25～38日（日本人は平均28±2日）の間にある．24日以内に月経が発来した場合は頻発月経，

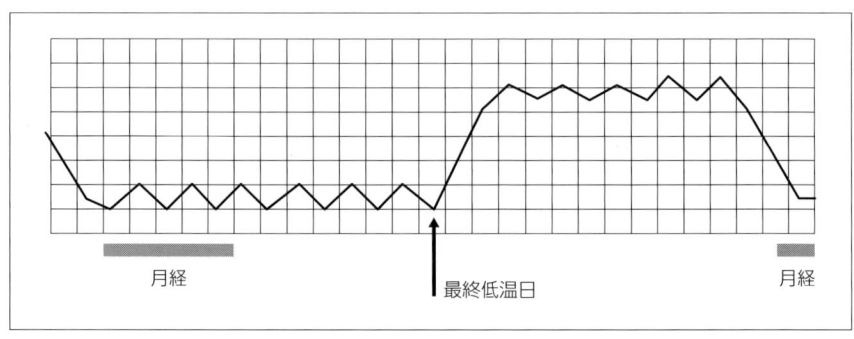

図6-1 基礎体温（BBT）の標準パターン

表6-1 月経周期の分類[1]

正常月経	周期が25～38日の間にあり，その変動が6日以内
頻発月経	周期が短縮し，24日以内で発来した月経
希発月経	周期が延長し，39日以上で発来した月経
不整周期	上記の正常周期に当てはまらない月経周期
続発性無月経	これまであった月経が3カ月以上停止したもの
原発性無月経	満18歳になっても初経が起こらないもの

39日以上で発来した場合は希発月経とよんでいる．また，これまで続いていた月経が3カ月以上みられない時は続発性無月経と診断される[1]（**表6-1**）．

■基礎体温でわかること

基礎体温を測定することにより，以下のようなことが確認できる[2]．
① 排卵が起こっているか．
② 毎月のパターンから排卵日が予測できる．
③ 黄体機能不全の有無がわかる．
④ 不正出血の原因を推測することができる．

基礎体温を測ることで，子宮内膜の正常な働きを知り，黄体機能不全や不妊や流産の原因を探す手がかりとなる．

■基礎体温の測り方

毎朝，起床前（活動を開始する前）の安静時に，口腔内舌下に婦人体温計をはさみこみ，約5分間測定する．なるべく朝の一定時間に測定することが望ましく，トイレなどへ起き出す前に寝たままで測る．測定値は基礎体温表に記入する．基礎体温表には，月経周期，性交日，性器出血，下腹部痛の有無，頸管粘液が増えてきた日などを記載しておくと，治療に役立つことがある[1]．毎早朝，測定が困難な事情があれば，就寝前の一定時間を決めて測定しても温度変化を知ることはできる．

子宮卵管造影検査

子宮卵管造影検査は，月経直後に行うX線検査である．子宮頸管の入口から造影剤を注入し，子宮腔や卵管の形をみるものである．

フーナーテスト（性交後検査）

フーナーテストとは，排卵予定日の前日，つまり検査の12時間前，もしくは検査当日の朝に性交し，腟内，頸管粘液内の運動精子の存在を調べる検査である．

フーナーテストの判定には，各施設でいろいろな基準が用いられている．WHOの教本では，精子が確認できなければ陰性と示されている．したがって，1個でも

精子が確認できれば陽性と判定される．頸管粘液中の精子数は1 μLあたりの精子数で表す．前進運動精子が存在しているかどうかが重要である．

頸管粘液検査

排卵時期の頸管粘液を採取して検査する．頸管粘液は排卵数日前から著明に増加し，最終低温日頃に0.3～0.4 mLに達し，水様性透明となり粘液が糸を引くような状態となる．この時期の頸管粘液をスライドガラス上で乾燥させ顕微鏡で観察すると，シダ状の像がみえる．定型的な変化が認められる粘液は精子の遡上に適している．また，妊孕性と関係が深いのは粘液量で，それがピークに達した日から4日以内に約75％が排卵すると考えられている[2]．

ホルモンの測定

ホルモンの測定は通常，月経2～5日までに採血して卵胞刺激ホルモン（FSH），黄体形成ホルモン（LH），卵胞ホルモン（エストロゲン；とりわけエストラジオールが主体であるのでE_2と記されることが多い），黄体ホルモン（プロゲステロン；P_4）などが測定される．排卵の障害や黄体機能を知るうえでホルモン測定検査は重要である．とくに，視床下部-下垂体-卵巣系の働きを類推するためにはホルモン検査が必須となる．

経腟超音波検査

子宮や卵巣の状態が非侵襲的に診断できるため多用されている．骨盤腔の病変は，腹部から観察する経腹壁超音波検査より経腟超音波検査の方が格段と鮮明な像が得られるため，不妊治療の現場では経腟超音波検査による診断が多い．卵巣内の卵胞の発育程度や排卵日を正しく推定できる[2]．

その他

血液検査

プロラクチン，甲状腺ホルモン，副腎皮質ホルモンや男性ホルモンも必要に応じて測定している．

特殊検査

特殊検査として，子宮鏡検査（ヒステロスコピー），腹腔鏡検査，卵管鏡検査，染色体検査，その他糖負荷試験などさまざまあるが，いずれも専門的なことになるので割愛する．

> **学習要点**
> 1. 女性の一般不妊検査について整理する.
> 2. 基礎体温の標準パターンを整理する.
> 3. 通常の月経周期と基礎体温の変動, ホルモンの関係を整理する.
> 4. 分泌期 (高温相) が短いことは何を意味するか？

参考文献

1) 成田　収：不妊治療・体外受精のすすめ. 13～18, 南山堂, 2010
2) 荒木重雄, 浜崎京子：不妊治療ガイダンス (第3版). 59～66, 医学書院, 2013

第7章 男性の不妊検査

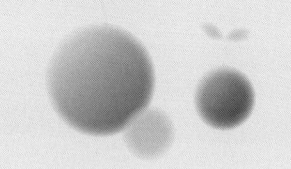

受精には精液中の精子数，運動性，奇形率などが大きくかかわってくるため，もっとも大切な男性の不妊検査は精液検査となる．次いでホルモン値，精巣容積，精路通過障害の有無や染色体検査など，必要に応じて検査が行われる．

男性不妊の原因

男性不妊の原因はすでに述べたが（**表5-2**），再度，整理しておく．

①造精機能障害

男性不妊原因の90％以上が造精機能障害によるものである．クラインフェルター症候群の染色体異常も造精機能障害となる．

- ・無精子症　　・乏精子症　　・精子無力症　　・奇形精子症
- ・精索静脈瘤　・停留精巣　　・染色体異常

②精路通過障害（精子の輸送経路に異常がある）
- ・閉塞性無精子症（手術や交通事故などによる精管損傷を含む）

③性機能障害
- ・勃起障害　　・射精障害（逆行性射精を含む）

④ホルモン障害
- ・低ゴナドトロピン性性腺機能不全　　・高プロラクチン血症
- ・テストステロン分泌低下

⑤副性器の炎症
- ・感染症による副精巣炎など

⑥その他，癌など

精液検査

男性不妊は，不妊症の原因の半分を占めると考えられるため，精液検査はきわめて重要である．精液検査の項目は精子濃度，運動率，形態などで，正確に調べることは他の検体検査と同様であるが，それらの結果が検査するたびに変動するのも特徴である．そのため，2～3回の検査結果の平均値をみる必要がある．しかし，1回の検査でも基準値以下であれば異常とみなして治療を考えることは大切である．また，診断基準は不妊治療の進歩に伴って変わっていくことを理解しておくことも必要である．

表7-1 精液性状についての用語 (WHO, 2010)[1]

無精液症	精液なし (なし，または逆行性射精)
精子無力症	前進運動精子が基準の下限以下
奇形精子無力症	前進運動精子と形態正常精子が基準の下限以下
無精子症	射精液中に精子がない (決められた測定法で精子がみつからない場合)
不定型無精子症	新鮮精液中に精子はみえないが，遠心分離したペレットで観察される
血精液症	射精液中に赤血球が含まれる
白血球精液症 (膿精液症)	射精液中に基準値以上の白血球がある
死滅精子症	射精液中の精子生存率が低く，不動精子率が高い
正常精液	総精子数 (または報告結果により濃度) と前進運動率，形態学的に正常精子が基準内か下限より上である
乏精子無力症	総精子数 (または報告結果により濃度) と前進運動率が基準の下限以下
乏精子奇形無力症	総精子数 (または報告結果により濃度)，および前進運動率と正常形態精子率の両方が基準の下限以下
奇形乏精子症	総精子数 (または報告結果により濃度) と正常形態精子が基準の下限以下
乏精子症	総精子数 (または報告結果により濃度) が基準の下限以下
奇形精子症	形態正常精子率が基準の下限以下

表7-2 精液所見に対しての下限基準値 (WHO, 2010)[1]

パラメーター	下限基準値	他の基準値	
精液量 (mL)	1.5 (1.4〜1.7)	pH	≧7.2
総精子数 (10^6/射精量)	39 (33〜46)	ペルオキシダーゼ陽性白血球 (10^6/mL)	<1.0
精子濃度 (10^6/mL)	15 (12〜16)	MARテスト (粒子と結合した運動精子, %)	<50
総運動率 (PR + NP, %)	40 (38〜42)	イムノビーズテスト (ビーズと結合した運動精子, %)	<50
前進運動率 (PR, %)	32 (31〜34)	精液中亜鉛 (μmol/射精量)	≧2.4
生存率 (生存精子, %)	58 (55〜63)	精液中果糖 (μmol/射精量)	≧13
精子形態 (正常形態, %)	4 (3.0〜4.0)	精液中中性グルコシダーゼ (ミリ単位/射精量)	≧20

WHO (2010)[1] の精液所見の性状と下限基準値を表7-1，表7-2に示した．下限基準値とは，調べた母集団の各項目において妊娠が成立した5パーセンタイルを指している．一般にこの下限基準値が臨床的に標準値とみなされている．特に注意しなければならない点として，この基準が真の不妊症を決める絶対的なものではないということである．つまり，基準値を満たしていても不妊症は存在し，基準値以下でも妊娠する症例は存在する．したがって，基準値だけでは厳密に不妊症を特定できないが，大きな目安としての情報を与えてくれる．

その他の精子機能検査

先体反応試験

アクロビーズテストキットや，先体を特殊抗体で染色するテストキットなどを用

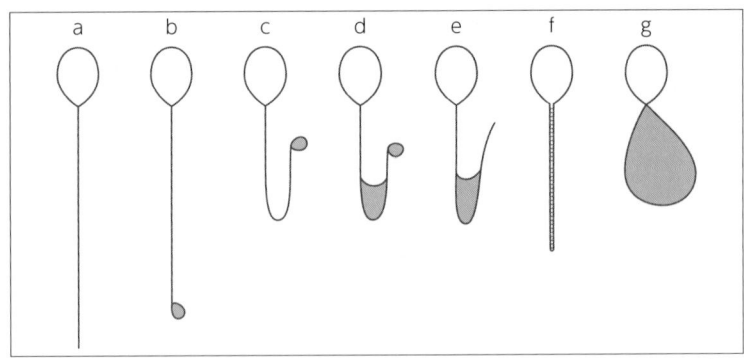

図7-1 ヒト精子の低浸透圧による代表的な形態変化の概略（WHO 2010）[1]
a：変化なし，b～g：さまざまな尾部の変化．

いて，精子頭部の先体の状態を検査する．特別な検査であり，通常は用いないが，研究で行うことがある．

精子膨化試験

精子を低浸透圧液に入れて，尾部の膨化で生存をみる検査（**図7-1**）．尾部が膨化すれば生存精子と判定する．非運動の静止状態の精子が生存しているか否か判定するのに有用なテストである．

精子生存試験

運動精子が24時間培養後にどの程度生存しているかをみるテスト．例えば，運動精子数が100×10^6/mLであったものが，24時間後には50×10^6/mLになったとすれば，生存率は50％（$50 \times 10^6 \div 100 \times 10^6 \times 100$）となる．体外受精における媒精の際，精子生存率が80％以上であれば受精率は高いと予想される．仮に50％以下であれば，回収された精子数は多くても通常の体外受精の受精率は低く，顕微授精を採用する目安となる．

ハムスターテスト

ヒト精子が透明帯を取り除いたハムスター卵子細胞質内には進入することを利用して，ヒト精子の受精能を予測するテスト．臨床では実際に用いられることはほとんどないが，卵子細胞質内に進入した精子の核型染色体をみる研究に応用されている．異種動物間で卵子に精子が進入（侵入）するのは興味深い現象である．

> **学習要点**
> 1. 男性不妊の原因について整理する．
> 2. 精液検査について整理する．
> 3. WHO（2010）の精子数の下限基準値を整理する．

参考文献

1) 荒木康久，他：ヒト精液検査と手技（WHOラボマニュアル第5版）．高度生殖医療技術研究所，2010．

第8章 体外受精

ヒト体外受精の幕開け

1978年，世界で初めてヒトの体外受精が成功した．エドワード博士（Dr. Robert G. Edwards）とステプトー博士（Dr. Patrick Steptoe）の努力によるブラウン嬢（Ms. Louise Brown）の誕生である．この業績により，2010年，エドワード博士にノーベル生理学・医学賞が授与された．日本では，1983年に東北大学で国内初となる体外受精による出産に成功している．世界に秀でた成果が成し遂げられる裏には，それにかかわる多くの関係者による努力・協力の積み重ねがあることを忘れてはならない．

体外受精-胚移植

通常，哺乳類の受精は体内（in vivo）で起こっている．しかし，人為的に卵子を体外に取り出し，媒精（insemination）して体外で受精（fertilization）を行うことを体外受精（in vitro fertilization）という．体外受精で得られた受精卵（胚）を子宮に戻すこと（移植）が行われている．この一連の行為を体外受精-胚移植（in vitro fertilization-embryo transfer：IVF-ET）と称しているが，通常，胚移植まで含めて体外受精（IVF）といっている．

体外受精の流れを示す（図8-1）．
① 採卵針により卵巣から成熟卵子を取り出す（採卵）．
② 採取された卵子と精子を混ぜる（媒精）．
③ 一晩培養して受精を待つ（培養）．
④ 前核（雌雄の染色体凝集）が確認されたら受精卵（接合子）と判定する（生物学的な真の受精とは異なる．第9章，p.46参照）．
⑤ さらに培養を継続し，割球の分割状態を観察しながら，初期胚あるいは胚盤胞期胚を子宮に移植する．

移植に使用しなかった良好胚は凍結保存して残す．

特殊な受精法

■卵細胞質内精子注入法

受精とは，卵子と精子が融合し一つの細胞になることである．そのためには，精

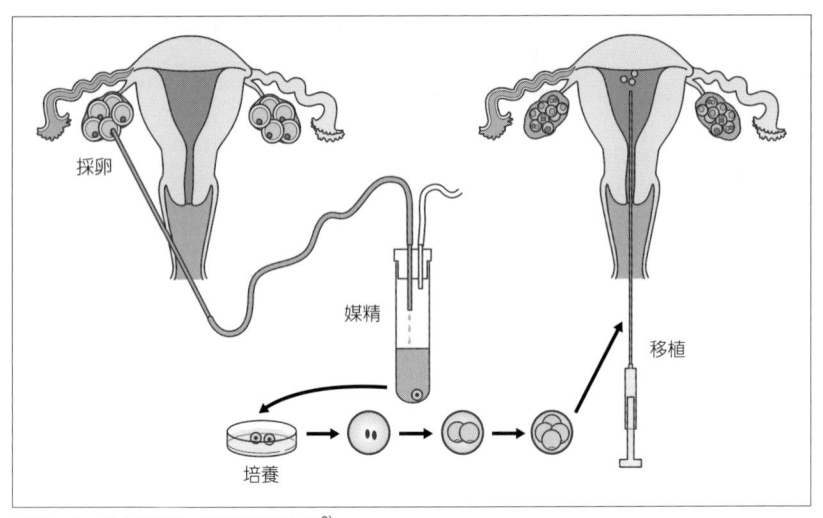

図8-1　体外受精・胚移植の流れ[2]

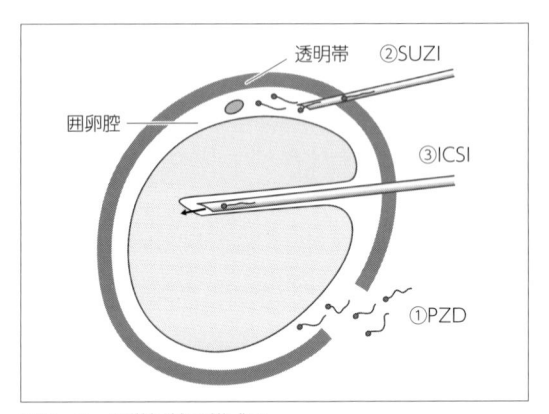

図8-2　顕微授精の模式図

子が卵丘細胞層を通過し卵子を取り囲んでいる透明帯というゼリー状の膜を通過し，透明帯と卵細胞膜との空間（囲卵腔）へ進入し，卵細胞膜と融合し卵子の中に取り込まれなくてはならない（図4-2参照，p.26）．

精子の状態がきわめて悪い場合には受精できないことも起こりうる．透明帯を通過する能力に乏しかったり，卵子と融合する能力をもたない精子の場合は，直接顕微鏡操作下で受精を促すことがある．この方法を顕微授精という．

顕微授精には，①透明帯に精子の通過する孔を開ける方法（透明帯部分切除法，partial zona dissection：PZD），②透明帯下の囲卵腔に精子を注入する方法（囲卵腔内精子注入法，subzonal sperm injection：SUZI），③卵細胞質の中へごく微細なガラス管を刺し精子を直接注入する方法（卵細胞質内精子注入法，intracytoplasmic sperm injection：ICSI）がある（図8-2）．最近では世界中でICSIが主流となり，①や②の方法はほとんどみられなくなった．

ICSIは，1992年に，ベルギー自由大学でパレルモ博士（Dr. Gianpiero D. Palermo）

らが開発した，卵子細胞質内に1個の精子を顕微鏡下で人為的に注入するという究極的な授精法である．

現在，超難治性不妊症，特に男性不妊症においてこのICSIの貢献度は高く，不妊患者に福音をもたらしている．しかし，未解決な課題も多く，その臨床応用には慎重さが要求されている．幸い，現在までのところICSIを中止しなければならないほどの弊害は生じていない．

ICSIがヒトに応用されるまでの基礎的研究に，多くの日本人研究者の業績があるが，ここでは詳細を割愛する．

世界で初めて体外受精が成功（1978年）して以来，ICSIを含めた治療法で，現在（2014年）までに世界で約500万～600万人の児が，日本では1985～2012年までに約34万人の児が誕生し，2012年の1年間で約3万8000人が出生している（2012年調査）[1]．

参考：「受精」と「授精」の用語の違い

卵子と精子が融合し1つの細胞になること，すなわち，fertilizationには「受精」と「授精」という用語がある．

受精：卵子と精子による受精現象が自然状態で成立すること．

授精：卵子と精子による受精現象が何らかの人為的な作用を伴うことで成立すること．例えば人工授精や顕微授精の場合である．

体外受精の適応

体外受精は，一般の不妊治療ではなかなか妊娠できない難治性の不妊に対して行われる治療である．子宮外妊娠を繰り返し，左右の卵管が手術で両方とも切除されている場合や，淋菌，クラミジア感染症などで卵管が完全に閉塞し，卵管形成術を受けても不成功に終わった卵管の異常による不妊などが体外受精の適応となる．

女性側の原因だけでなく，精子の奇形率が高く，数や運動性がおもわしくなく，人工授精を繰り返しても妊娠しない重度の男性不妊症の場合も適応である．通常の体外受精では難しい場合，顕微授精となることが多い．

したがって，体外受精の適応症を列記すれば，卵管性不妊，子宮内膜症，排卵障害，男性不妊，強度な抗精子抗体を有する免疫性不妊や原因不明不妊などである．

> **学習要点**
>
> 1. 体外受精-胚移植の流れを整理する.
> 2. 顕微授精はどのような疾患が適応となるか？

参考文献/URL

1) 日本産科婦人科学会
   http://www.jsog.or.jp/kaiin/html/kaikoku/S58_10.html
2) 荒木重雄：不妊治療ガイダンス（第2版）．82, 医学書院, 1998.

第9章 体外受精・胚移植の実際

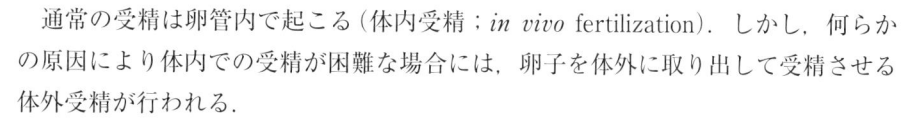

　通常の受精は卵管内で起こる（体内受精；*in vivo* fertilization）．しかし，何らかの原因により体内での受精が困難な場合には，卵子を体外に取り出して受精させる体外受精が行われる．

　女性は，1回の月経周期のたびに卵巣で多数の原始卵胞が発育して成熟卵子に成長するものの，最終的には1個しか排卵しない．体外受精の際には複数個の卵子を得るため調節卵巣刺激を行う．採取した卵子に精子を混合（媒精）させて受精を促し，得られた受精卵（胚）を子宮に戻して治療が行われる．

　体外受精の流れは，卵巣刺激→成熟卵採取→媒精→胚観察・評価→胚移植，である．

卵巣刺激法

　性腺刺激ホルモン放出ホルモン（GnRH）の化学構造は，実に簡単な10個のアミノ酸からできていることが判明した（1977年，アメリカとフランスの科学者がノーベル賞を受賞している）．この化学構造が決定された後，アミノ酸をさまざまに置換した薬剤が開発された．卵巣刺激法では，GnRHが下垂体前葉に作用する際，前葉細胞の受容体に促進的に作用するGnRHアゴニスト（agonist）と，受容体に競合的に作用するGnRHアンタゴニスト（antagonist）という薬剤が臨床に用いられている．その他，下垂体からの性腺刺激ホルモンであるFSHや，閉経後の尿から抽出した性腺刺激ホルモンであるhMG（human menopausal gonadotropin），クロミフェンという薬剤などを使用したさまざまな卵巣刺激法が開発されている．

　代表的な卵巣刺激法に，GnRHアゴニストを用いる方法がある．長期間GnRHアゴニストを投与することで，下垂体の促進作用は逆に減少し（down-regulation；下方制御），下垂体からのゴナドトロピン産生を抑え，結果的に卵巣の働きを抑える．その状態で外部から下垂体性性腺刺激ホルモン（FSH/hMG）剤を投与することにより，卵巣内の卵胞の発育を人為的にコントロールし，適当な時期に排卵を誘発する（図9-1）．

採卵

　採卵とは，卵巣（発育させた卵胞）から卵子を採取することで，医師が行う．方法には手動式と自動式があるが，いずれも経腟的に行われている．経腟超音波装置

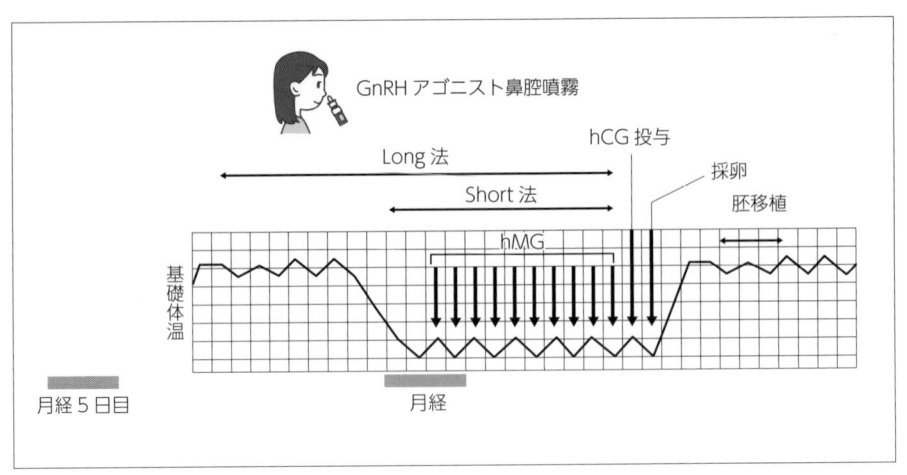

図 9-1　GnRH アゴニストの調節卵巣刺激法
Long 法，Short 法とは，GnRH アゴニストの投与期間が長いか短いかを意味している．

で卵胞を確認しながら，腟より採卵針を卵胞に刺し，卵胞液とともに卵子を吸引する．採卵前に軽い静脈麻酔を行うので，疼痛はあまり感じないようである．症例により，無麻酔，局所麻酔，笑気ガスの吸入や鎮痛薬が投与される．

卵子の観察

採取された卵胞液は，ただちに実体顕微鏡下で卵子の有無を確認する．確認できた卵子は卵丘細胞に包まれた状態である．準備された培養液に移し替えて 5% CO_2・20% O_2，もしくは 5% CO_2・5% O_2 のガス環境の孵卵器（インキュベーター）に移動して培養する．

精液の採取

精液は，採卵当日に，手指をよく消毒して清潔にしたうえで，マスターベーションによって採精する．精液採取は 1〜2 日間の禁欲の後が適当である．あまり長い禁欲はよい精液状態ではなくなるので注意を要する．

クリニックで採精できない場合は自宅で採精し，温度変化に気をつけて 30℃ 以下にしないようにクリニックに持参することになる．

■良好精子の回収

室温より若干高い温度（32〜37℃）で静置し，精液が液化したら，良好精子回収を試みる．通常，密度勾配分離法で運動良好精子を回収する（詳細は実技編を参照のこと）．

射精液量が少なく精子回収が困難な時は，さまざまな方法で回収を試みることになる．

■精子保存

意義

　通常，射出された新鮮精液を処理して検査や臨床に用いるのが一般的である．しかし，患者の都合や臨床上，やむなく新鮮精液が使用できない場合，一時的に凍結保存しておくことがある．例えば，人工授精を計画したが夫の海外出張で予定日に実施できない場合，前もって採精し保存して，夫不在でも妻の排卵日にあわせて使用することができる．人工授精に限らず，体外受精でも同様な代替行為は可能である．

　また，精子がきわめて少なく，精巣精子から回収したような場合は，貴重な材料を複数の試験管（チューブ）に小分けにして保存することで，ふたたび精巣から精子を取り出す手術をしなくても複数回治療に利用することができる点で保存する意義は高い．

凍結方法

　凍結には，グリセリンや卵黄などを含んだ凍結保護剤（凍結耐凍剤）を使用し，細胞のダメージを極力避けて液体窒素に浸して保存することになる．液体窒素の上面で冷却した後，すぐに液体窒素に挿入する凍結法と，コンピュータ管理で長時間かけて温度を徐々に低下させる緩慢凍結法がある．

凍結精子の融解

　凍結から常温に戻すことを融解という．凍結精子を使用する場合は，液体窒素からサンプルの入ったチューブを取り出し，融解して生存精子を回収しなければならない．

　融解の際は緩やかに温度を高めるのでなく，できるだけ早く高めることで細胞破壊を防ぐ必要がある．液体窒素からチューブを取り出したら，37℃前後の温水に入れて精子と凍結保護剤の混合液を温めて溶かす．溶けたら凍結保護剤を分離して適当な培養液に浮遊させる（技術編の精子凍結融解の項を参照，p.73）．

　ただし，現在の技術でも精子の生存率を高めて保存することは難しく，重要な研究テーマとなっている．家畜分野ほどヒト精子凍結技術改良の研究は進んでいない．顕微授精（ICSI）の臨床応用が確立された現在では，それほど多数の精子が必要でなくなったため，保存技術の研究が進んでいないという側面もある．しかし，精巣から回収した精子をできるだけ多く保存することには大きな意義があり，特に数の少ない精子保存の技術改良は重要な研究テーマとして残されている．

卵子と精子の混合（媒精）

　媒精の方法は施設により異なるが，通常，1mLの培養液内に数個の卵子と良好精子を5～20万個程度加える．媒精した培養液上層にオイルを被せて，ガス環境のインキュベーター内で培養をする．培養時間は，4時間から一晩と施設により異なるが，最近は短時間（2～4時間）の傾向にある．

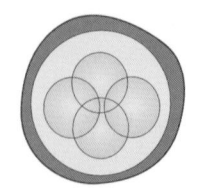

グレード1：割球の形態は均一で，フラグメントは認められない．

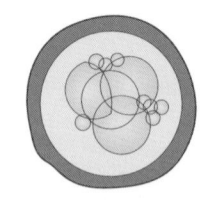

グレード2：割球の形態は均一で，フラグメントは10％以下である．

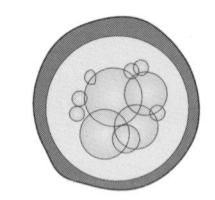

グレード3：割球の形態は大小不均一で，わずかなフラグメントをもつものもある．

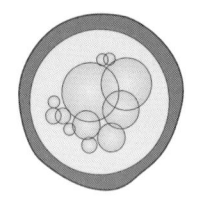

グレード4：割球の形態は均一や不均一であり，やや大きいフラグメントが10％以上ある．

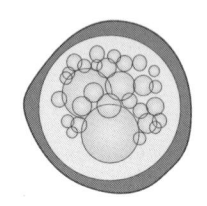

グレード5：割球の形態は明瞭ではなく，50％以上のフラグメントで細胞を覆っている．

図9-2　初期胚の評価
図はVeeck分類[1]をもとに簡略化した．

受精卵（胚）

　卵子細胞内に進入した精子は，頭部の精子核が脱凝集し，雄性前核の形成に進む．一方，卵子細胞の染色体核は半分を第二極体として囲卵腔に放出し，残りの染色体が凝集しはじめ，次第に雌性前核が形成される．雌雄両核（前核，pronucleus：PN）が形成された段階で臨床上は受精卵とみなしているが，生物学的な受精現象においては両核融合の時点を指すのが正しい．受精卵（胚）は36～42時間後（媒精後2～3日後）には4～8細胞に分割している（初期分割胚）．さらに2日間追加培養すれば，胚盤胞の段階まで発育する．

受精卵（胚）の分類

　胚の分類は，主として顕微鏡による形態学的評価で行われている．初期胚は分割した細胞数と形態によるVeeckの分類[1]，胚盤胞は内部細胞塊と栄養外胚葉の細胞密度と形態評価によるGardnerの分類[2]が一般的に採用されている．

■初期胚の評価

　2～4分割胚（初期胚）の評価は，Veeckの分類[1]が汎用されている（図9-2）．分割速度が速く，胚の割球がほとんど同じ大きさで，割球の一部にフラグメント（本来の割球細胞とは別の大小の細胞球状物）がほとんど観察されない場合はグレード1に分類され，着床率も高い良好胚である．これに対し，分割速度が遅く，かつフ

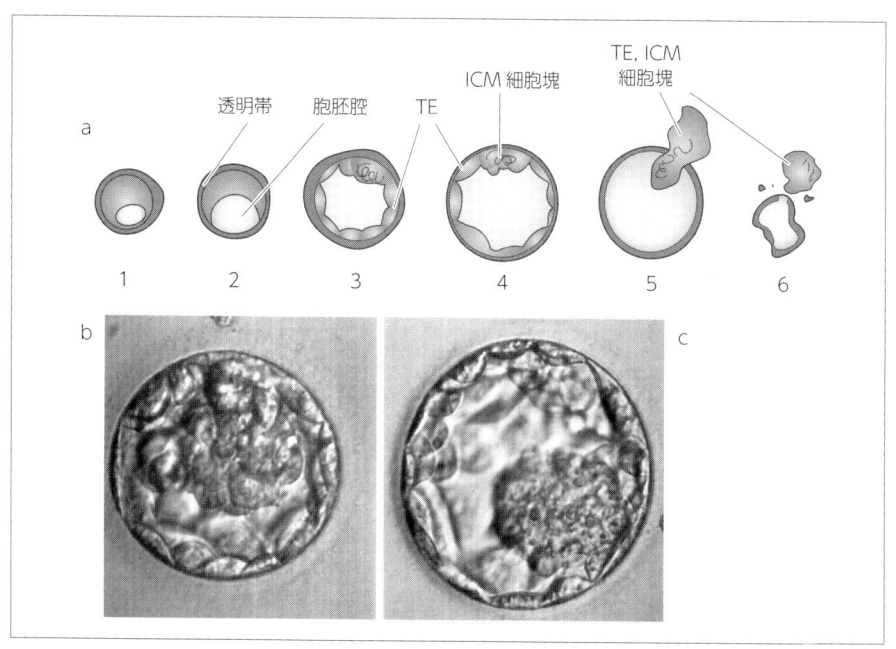

図 9-3 胚盤胞の評価
図は Gardner の分類による胚盤胞の形態学的評価[2)]をもとに簡略化した.
a：1～4 は内腔の大きさを評価. b：a の 2 に相当する胚盤胞. c：a の 3～4 に相当する胚盤胞で, ICM, TE とも細胞密状態.

ラグメントや細胞内に空胞などがみられる胚は良質胚とはいえず, 着床率も悪い. これらの不良胚は染色体異常を伴っていることが多い. このように, 主として形態学的所見から胚を評価している.

■胚盤胞の評価

受精後, 受精卵(胚)は分割を続けてやがて胞胚腔を形成する. この胞胚腔を伴う胚が胚盤胞期胚である. 細胞集団は 2 群に分かれ, 一方は内部細胞塊(inner cell mass：ICM)に, 他方は栄養外胚葉(trophectderm：TE)に分化する. 内部細胞塊は胎児部分になり, 栄養外胚葉は胎盤になる細胞群である. 胚盤胞評価には, 広く Gardner の分類[2)]が用いられている. 評価の基準は顕微鏡下で胞胚腔の拡張状態と, ICM や TE の細胞数を観察して決める.

Gardner 分類では, 通常胚盤胞内腔の発達とあわせて, TE と ICM が細胞内側から透明帯を突き破り, 細胞外に脱出する(ハッチング)状況で 1～6 段階に決める. 胚盤胞はまず**図 9-3a** に示したように, 下記の基準にしたがい, 胚盤胞の大きさにより評価する.

1. 初期胚盤胞で, 内腔が 50％以下の状態.
2. 内腔が胚盤胞容積の 50％以上の状態.
3. 内腔が胚盤胞全体になっている状態.
4. 拡張胚盤胞で初期胚盤胞より大きくなり, 透明帯が薄くなっている状態.
5. 透明帯に亀裂が生じ細胞の脱出が開始している状態(hatching).

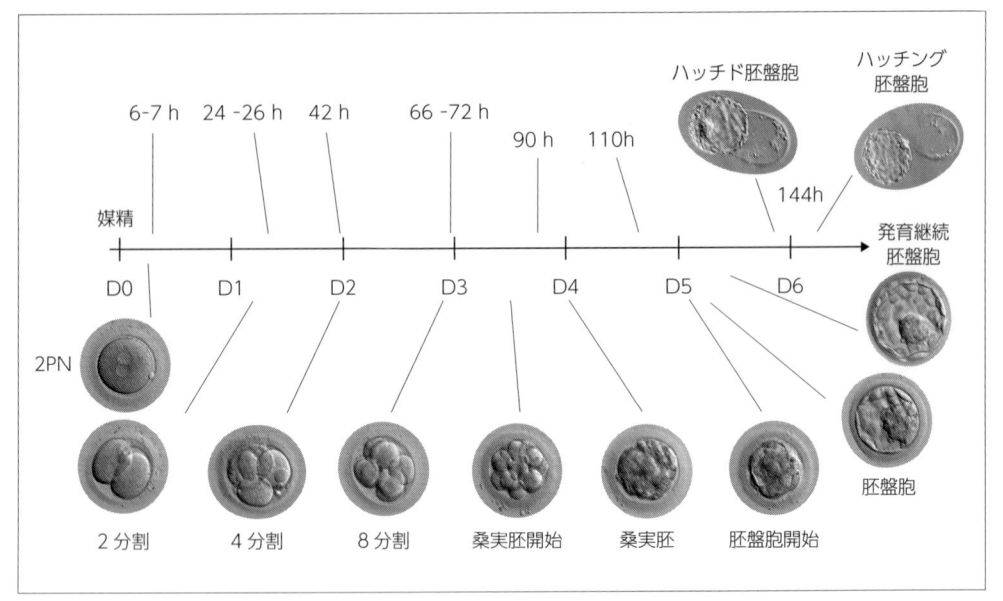

図9-4 受精卵の発育過程
D0：媒精日，D1〜D6：培養経過日を示す．
図は Veeck のアトラス[3]を参考にした．写真は京野アートクリニック理事長，京野廣一先生より提供．

  6．細胞群が完全に脱出した状態（hatched）．
 次いで1〜6の状態に内部細胞塊（ICM）の状態を補足する．A：多数の細胞が密に発達している．B：やや少ない細胞からなる．C：きわめて少ない細胞からなる．
 さらに栄養外胚葉（TE）の状態を補足する．A：多数の細胞からなる．B：やや少ない細胞からなる．C：きわめて少ない細胞からなる．
 例えば，5日目の胚盤胞で，胞胚腔が拡張しICMもTEもよく発達していれば4AAと評価する．図9-3b, c に顕微鏡下で観察した内部細胞塊と栄養外胚葉の細胞像を示した．

受精卵（胚）の発育過程

 ヒトの受精を体外培養で確認すると，媒精後，2時間以内に精子の進入は終わり，6〜7時間で前核が出現する．雄性核が雌性核に比較して若干早く出現する．22〜23時間前後で前核の核膜が消失し，24〜26時間で2分割となる．42時間前後で4分割，66〜72時間前後で8分割細胞から細胞同士が融合するコンパクションという状態を経て，90時間過ぎには桑実胚，やがて細胞集塊のなかに胚胞腔が出現してくる．いわゆる胚盤胞の始まりである．さらに胚胞腔は拡張と収縮を繰り返して，TEやICM細胞全体が透明帯から外に脱出（孵化；ハッチング）する．
 およそ，受精後，1日目で前核が確認され，2日目で4細胞，3日目で8細胞，4日目で桑実胚，5日目で胚盤胞，6日目で孵化（ハッチング）すると理解しておくとよい（図9-4）．

たが，それにジメチルスルホキシド（dimethyl sufoxide：DMSO）を加えることでさらに凍結融解後の生存率が高まり胚移植の成績が向上することがわかり，現在，ほとんどこれを基礎にした耐凍剤が使用されている．さらに種々工夫された方法が改良されている．vitrification は胚の凍結にとどまらず，未受精卵子や卵巣組織などの凍結にも応用範囲の幅を広げている．

胚移植後の管理

　胚移植後，着床を助けるため，黄体ホルモン（progesterone）薬，卵胞ホルモン（estrogen）薬，ヒト絨毛性性腺刺激ホルモン（hCG）薬などを投与する（ルテアルサポート）．どのホルモン薬を投与するか，あるいはまったく投与しないかは，患者の卵胞ホルモンや黄体ホルモン値などを参考にして決められる．

学習要点

1. GnRH アゴニストを用いた卵巣刺激法を整理する．
2. 受精から胚盤胞までのおおよその受精卵（胚）の形態的変化を整理する．
3. 胚移植はどのような操作で行われているか？
4. 凍結，特に vitrification とはどのような方法か整理する．

参考文献

1) Lucinda, L. Veeck：An Atlas of human gametes and conceptuses. Pathenon Publishin. New York., 1999.
2) Gardner, D. K. , Schoolcraft, W. B.：In vitro culture of human blastocysts（Jansen, R. , Mortimer, D. , editor）.Towards Reproductive Certainty：Parthenon Publishing, 378 〜 388, 1999.
3) Lucinda, L. Veeck and Nikia Z.：An Atlas of Human Blastocycsts. CRC Press, London, 2003.
4) Moore and Persaud：受精卵からヒトになるまで．瀬口春道，他訳．医歯薬出版，2007.

第10章 体外受精の問題点

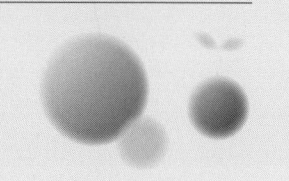

卵巣過剰刺激症候群

　多数の卵子を採取するため卵巣を刺激することで，大小多数の卵胞が同時に発育し卵巣は腫大する．ときに，腹水の貯留が起こり腹痛を伴うこともある．卵巣の毛細血管の透過性が亢進し，体内を循環している血液中の血漿成分が腹腔内へ漏出し，腹水となり貯留するため，血管内を流れる血液は濃縮され凝固しやすくなる．このような，卵巣刺激に伴う医原性疾患を卵巣過剰刺激症候群（ovarian hyper stimulation syndrome：OHSS）という．OHSSの患者が妊娠すると，胎児が絨毛性性腺刺激ホルモン（hCG）をさかんに分泌し，さらに症状を増悪させることになる．

　最近では，卵巣刺激方法が変化したこと，また治療対象者が高年齢化したことにより，本症例に遭遇する機会は激減しているが，体外受精を行ううえで注意しておかなければならない疾患といえる．

多胎妊娠の発生

　妊娠率を高めるために複数の胚を移植することで多胎妊娠が発生していた．その弊害から，日本では現在，1個移植が日本産科婦人科学会により推奨されている（高年齢や妊娠しづらい症例には2個まで許容）．その結果，世界のART施行諸国中，多胎率の激減した数少ない国となっている．平成25年度日本産科婦人科学会報告（2012年分）[1]によると，ARTによる多胎率は新鮮胚移植で3.9％，凍結胚移植で4.0％となっている．

流産率

　健常なカップルが自然妊娠した場合であっても，流産は10〜15％程度に発生する．ARTによる妊娠の流産率はそれより高く，平成25年度日本産科婦人科学会の報告（2012年分）[1]では新鮮胚移植で26.1％，凍結胚移植で25.8％である．

　不妊治療希望者の年齢が年々高くなり，高年齢者の妊娠率が低下するばかりでなく，妊娠しても流産率が高くなっている．40歳以上の妊娠者は約半分（50％）以上の流産率である．

先天異常率

通常の妊娠でも2～3%の胎児奇形率は発生する．ARTでは，それより約1.5割増の奇形率である[2]．通常の体外受精(c-IVF)より顕微授精(ICSI)の方が奇形率は若干高いように考えられるが，変わらないとする報告[2]もある．通常より体外受精児で異常発現頻度が高いのは，体外培養の影響なのか，不妊治療を必要とする患者自身が原因なのか，あるいは卵巣刺激による影響なのか，その背景の原因や安全性に関する研究にあわせて今後，体外受精児の長期的な疫学的調査が必要である．

着床前診断，着床前スクリーニング

着床前診断(preimplantation genetic diagnosis：PGD)あるいは着床前スクリーニング(preimplantation genetic screening：PGS)とは，移植前の初期胚の割球(8細胞分割胚)から1～2個の割球を取り出すか，もしくは胚盤胞の栄養外胚葉から3～5個の細胞を取り出して染色体を検査し，異常胚か正常胚かを診断することであり，目的に適した胚のみ子宮に移植する．PGDもPGSも検査はまったく同様の操作により行われるが，疾患の診断目的にPGDが用いられるのに対し，PGSは流産を繰り返す症例の救済を目的として用いられている．また，検査の妥当性に関して国内の法律はなく，日本産科婦人科学会の会告に従って実施されているのが現状である．

現在，流産の予防的検査は均衡型染色体異常についてのみ，日本産科婦人科学会の審査を経て実施が許されている．しかし，流産の多くは染色体の数的異常によることが判明しているため，流産回避のため自由検査の是非が議論されている．

提供卵による体外受精

自己の卵子がまったく得られない場合，第三者による提供者の卵子と夫の精子で受精卵(胚)を作出し，その胚を被提供者(卵子を受け入れる患者)の子宮に戻す．問題は，卵子を提供するのが誰かということである．生まれてくる児へのあり方など，今後に残された課題は多い．現在，日本産科婦人科学会会告では提供卵による体外受精は許されていない．

代理出産

代理出産は，依頼する夫婦と生まれてくる子供に加えて，妊娠・出産する第三者が存在することで，多くの倫理問題を含んでいる．日本では国の方針が明確でないため，多くの患者が外国でこの治療を受けている．法律の整備が待たれている．

その他，今後の課題

　老化卵子の若返り（ミトコンドリア置換，核置換）など新たな応用技術も指摘されているが，現在のところ研究段階である．

　ARTによる，エピジェネティックス（後天的遺伝子変異）の問題，染色体・遺伝子検査をどう扱うか，カウンセリングのあり方，インフォームドコンセントなど，不妊症で悩む患者を減らすために何を手掛けなければならないか議論されている．

　また，ARTで使用している培養液など人体に使用する製品についての法的規制はない．重要にして放置されがちな未解決問題が山積している．ARTに従事するかぎり，未解決問題と対峙していく覚悟が必要である．

学習要点

1. 卵巣過剰刺激症候群について整理する．
2. 体外受精の利点と問題点について整理する．
3. 体外受精の今後の問題点を整理する．

参考文献/URL

1) 平成25年度倫理委員会　登録・調査小委員会報告（2012年分の体外受精・胚移植等の臨床実施成績および2014年7月における登録施設名）．
   http://www.jsog.or.jp/activity/report.html
2) Wen, J., et al.：Birth defects in children conceived by *in vitro* fertilization and intracytoplasmic sperm injection：a meta-analysis. *Fertil. Steril.*, 97：1331〜1337, e4, 2012.

第11章 染色体の基礎知識

　染色体は，細胞分裂の際に，塩基性色素によく染まる物質であることより名付けられた．最近の生殖医療分野では，染色体数の数的異常や構造異常にかかわる疾患のみならず，受精卵の染色体異常までかかわるようになってきた．そのため，日常業務で染色体検査を自ら実施しないにしても，基礎的知識は必要である．
　この章では，染色体の基礎的知識を整理し，生殖医療分野でかかわる染色体異常の背景を簡単に述べる．

染色体の形態と分類

　一般的に，染色体核型検査は分裂中期の形態を観察して行う．染色体は動原体部位（動原体着糸点）によって，上下2つの部分に分ける．短い方を短腕（p），長い方を長腕（q）という（**図11-1**）．染色体は染色分体に分けることができる．左右の染色分体を姉妹染色分体という．
　また，動原体着糸点の位置から，中部着糸型，次中部着糸型，端部着糸型と分類される（**図11-2**）．各染色体のバンドパターンは国際命名規約によって分類され，

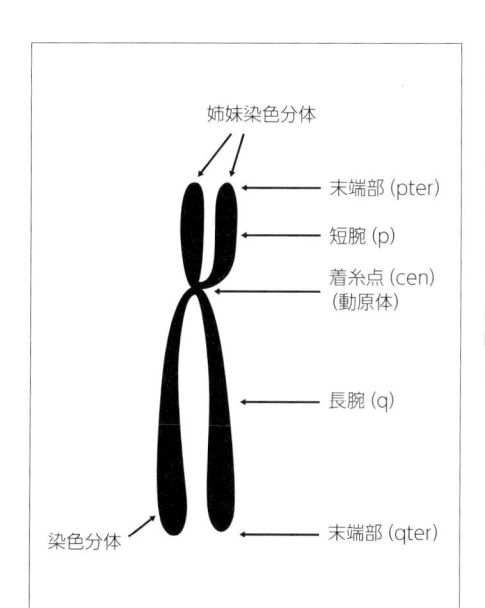

図11-1　染色体各部分の名称（中期）

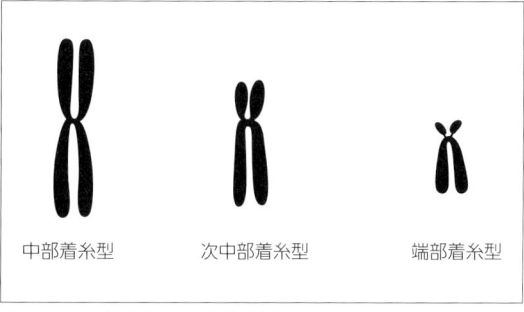

図11-2　染色体の形態的分類

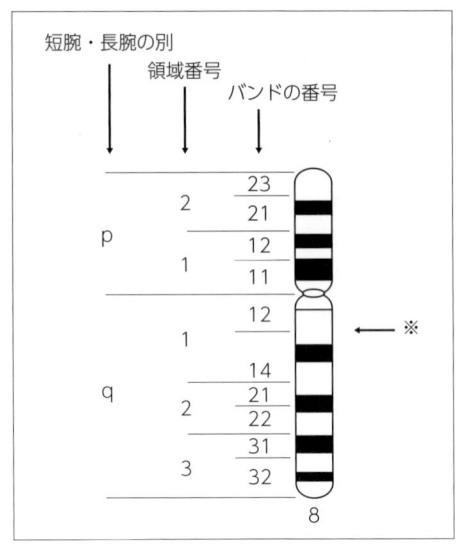

図11-3 染色体バンド命名法（8番染色体）

着糸点からそれぞれの先端に向かって順に番号が付けられている[1]．例えば，図11-3の※の位置であれば8番染色体のq1.12という具合である（図11-3）．

ヒトの染色体

ヒトの染色体は，常染色体（1番から22番）と性染色体（X，Y）からなる．常染色体は形態的特徴からA（1〜3），B（4, 5），C（6〜12），D（13〜15），E（16〜18），F（19, 20），G（21, 22）の7群に分類される．X染色体はC群上位に相当する形と大きさで，Y染色体はG群に相当する形と大きさである[1]．

核型は国際命名規約に従い記載される．正常女性の核型は46, XXであり，正常男性は46, XYと表示する．通常，血液のリンパ球で核型が検査される．

トリプシンで処理した後，ギムザ染色することで分染パターン（G染色法）が得られる．その分染パターンから染色体の正常性／異常性が決められる．判定には特殊な専門トレーニングを受けた技師がかかわっている．例として，46, XYの正常男性染色体核型を図11-4に，46, XX正常女性染色体核型を図11-5に示した．分染パターンの模式図もあわせて示した（図11-6）．

染色体異常

染色体異常には，数的異常と構造異常がある．

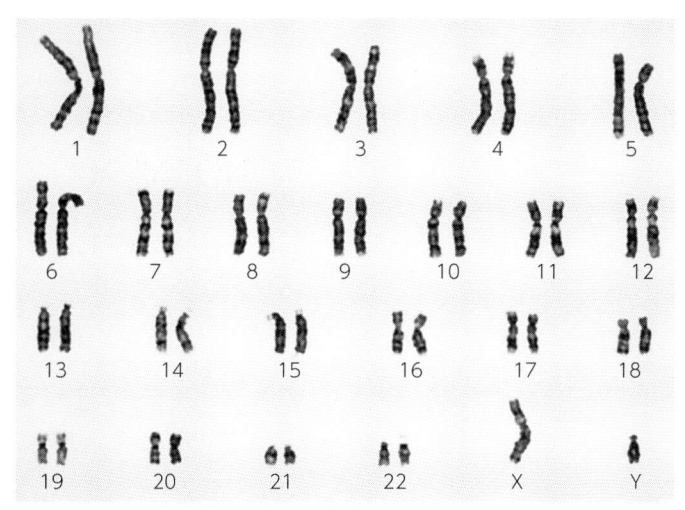

図 11-4　ヒト染色体 G バンド男性 (X, Y)

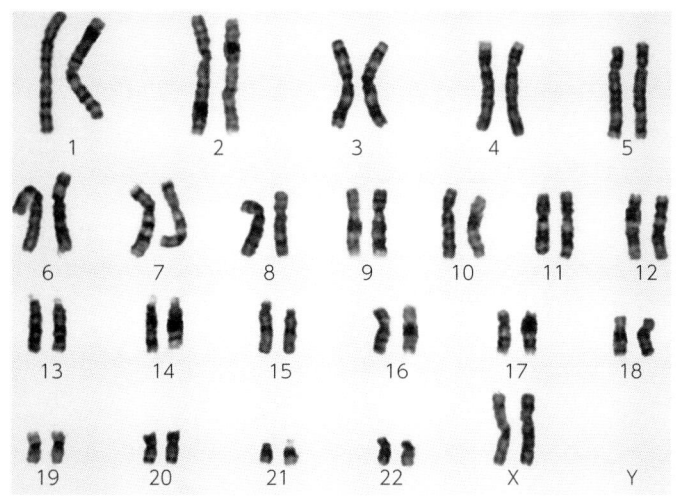

図 11-5　ヒト染色体 G バンド女性 (X, X)

■数的異常

① 性染色体の数的異常

47, XXY：X 染色体が 1 個多い男性（クラインフェルター症候群）

47, XYY：Y 染色体が 1 個多い男性（XYY 症候群）

45, X：X 染色体が 1 個少ない女性（ターナー症候群）

② 常染色体の数的異常

染色体数に増減がある場合，＋，－の記号を該当染色体の前に記す．

47, XY，＋21：第 21 染色体が 1 個過剰（トリソミー）(21 の時，ダウン症候群)

45, XX，－15：第 15 染色体が 1 個不足（モノソミー）

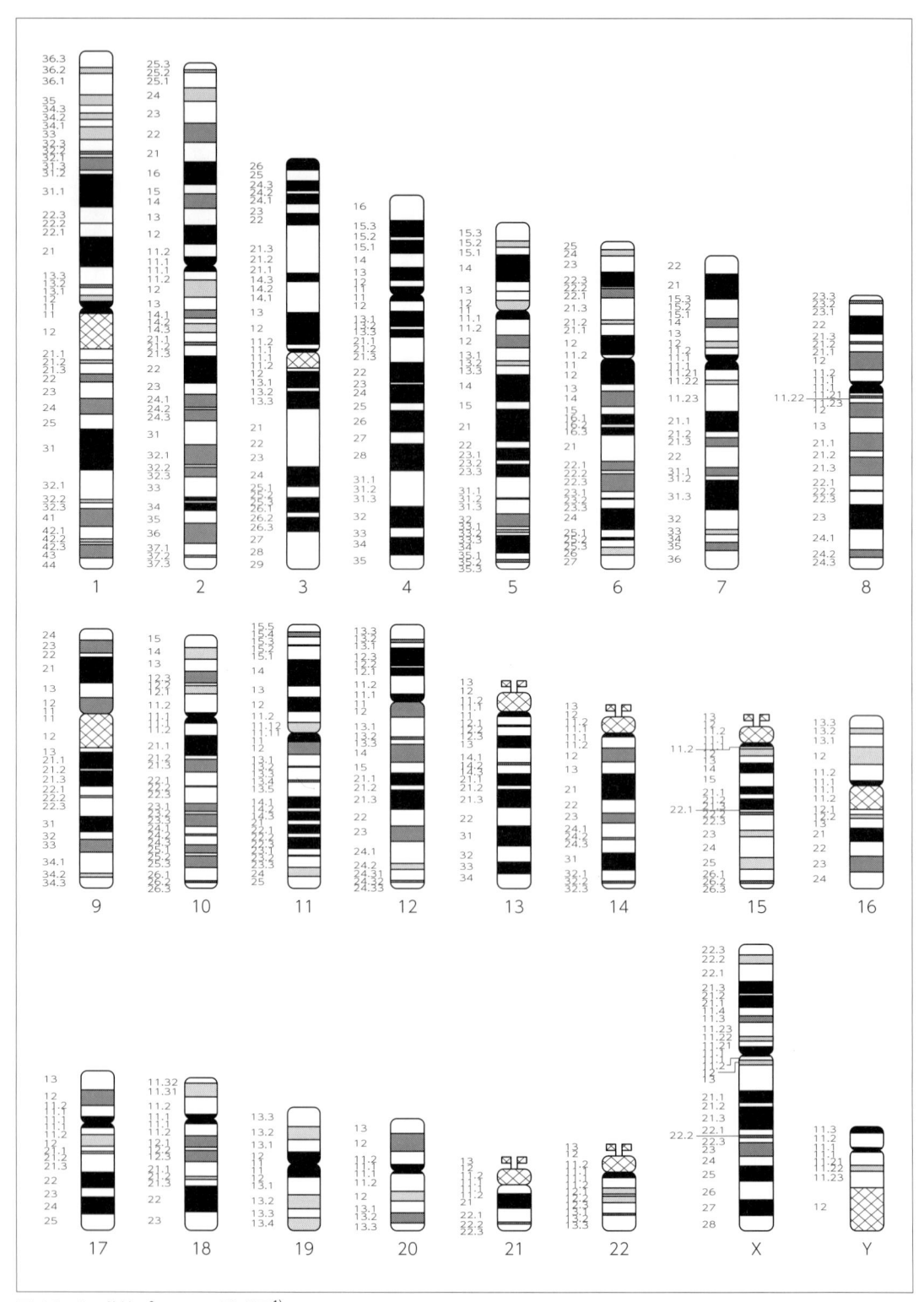

図 11-6 分染パターンの模式図[1)]

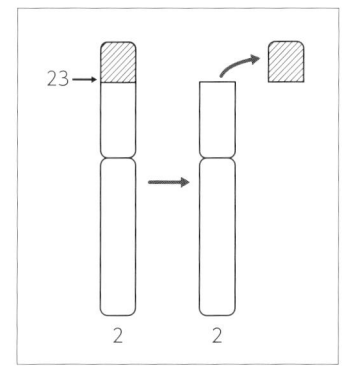

図11-7 端部欠失
46, XY, del (2) (p23)

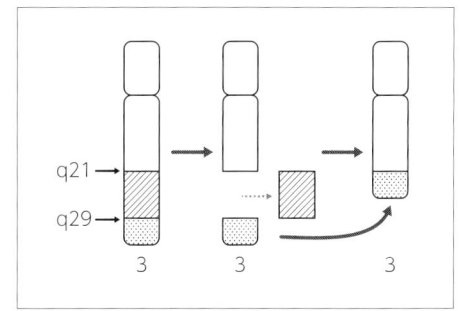

図11-8 腕内欠失
46, XX, del (3) (q21q29)

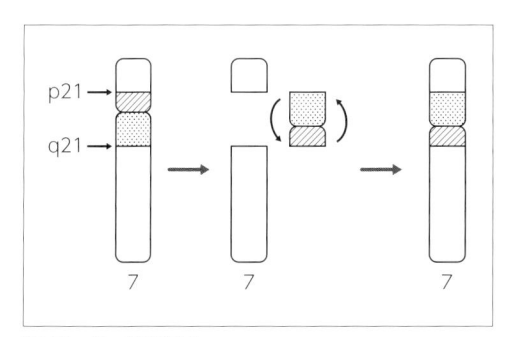

図11-9 腕間逆位
46, XY, inv (7) (p21q21)

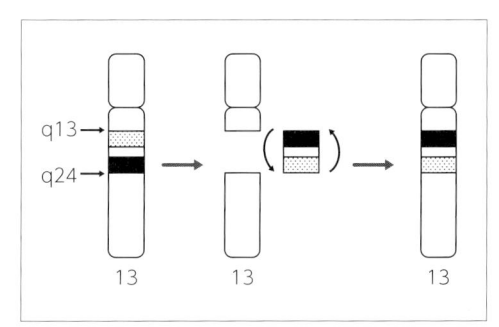

図11-10 腕内逆位
46, XX, inv (13) (q13q24)

■構造異常

① 欠失

染色体の末端部を欠失した場合，あるいは中間部を失い切断点が結合した場合．

46, XY, del (2) (p23)：第2番染色体短腕の端部欠失，切断点はp23を示す（**図11-7**）．

46, XX, del (3) (q21 q29)：第3番染色体長腕q21とq29との間が欠失し切断点で結合．いわゆる腕内欠失である（**図11-8**）．

② 逆位

46, XY, inv (7) (p21 q21)：第7染色体の短腕のp21と長腕のq21とが切断して，逆転している．腕間逆位である（**図11-9**）．同一染色体内で一部が逆転した場合で，逆転が動原体を挟んで起こる場合と，同一腕内で起こる場合がある．

46, XX, inv (13) (q13 q24)：第13染色体長腕のq13とq24との間で逆転した腕内逆位（**図11-10**）．

③ 転座

2個の染色体間で起こる相互乗り換えが相互転座である．染色体量は変わらない．

46, XY, t (2；5) (q21；q31)：第2染色体の長腕q21と第5染色体の長腕q31に切断点が起こり転座した相互転座である（**図11-11**）．

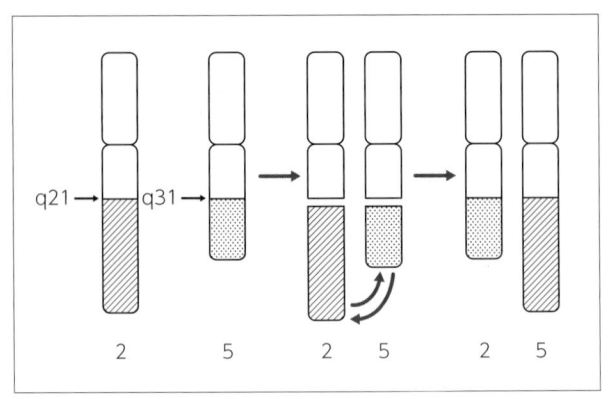

図 11-11 相互転座
46, XY, t (2 ; 5) (q21q31)

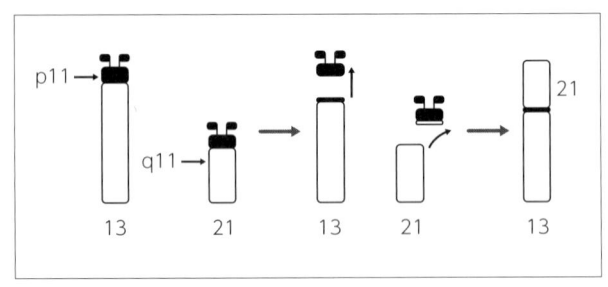

図 11-12 ロバートソン転座
45, XY, rob (13 ; 21) (p11 ; q11)

相互転座に対して，D群(13, 14, 15染色体)やG群(21, 22染色体)のように端部着糸型染色体同士の着糸点近傍で起こる転座がある．これをロバートソン(Robertson)型転座とよぶ．

45, XY, rob (13 ; 21) (p11 ; q11)：第13染色体の短腕p11と第21染色体の長腕q11に切断点があり転座した．両染色体の短腕は短く，重要な染色体がないので長腕同士の染色体量で機能的には問題ないと考えられているが，全体の染色体は1個少なくなるので45本となる(**図 11-12**)．

④ 挿入：染色体の一部が挿入する．
⑤ 環状染色体：同一染色内で切断点が結合する．
⑥ 同腕染色体：動原体を境として，両腕が相同である染色体．

以上のように，染色体にはさまざまな変異が起こると理解しておくべきであろう．不妊治療では，染色体異常にかかわる症例と遭遇する機会は多い．

不妊症と染色体異常

■不妊男性の染色体異常

男性不妊の大部分は，造精機能障害が主因である．精子濃度が正常でも，約2％は染色体異常が認められる．乏精子症(現在では1,500万/mL以下)，高度乏精子症，

無精子症になるにつれ染色体異常の率は高まる．乏精子症の場合は，転座の染色体異常の症例が多い．無精子症では染色体異常が約13%認められている[2]．

無精子症には，精巣内では造精機能は維持されているものの，精管が閉塞しているため射出精液内に精子が認められない閉塞性無精子症と，造精機能がもともと低下して精子数が十分でなく射出精液内に精子がまったく認められない非閉塞性無精子症がある．閉塞性無精子症は，精巣から直接精子を回収できるので不妊治療につながる．それに対し非閉塞性無精子症は，精巣から精子回収を試みても精子が採取できるのは3～4割にとどまる．しかし，現在では少数であっても精子が回収できれば顕微授精で受精・妊娠の可能性は残されている．

非閉塞性無精子症の多くはクラインフェルター症候群(47, XXY)が含まれる．

■クラインフェルター症候群の精巣内精子の染色体

精子の染色体異常は数的異常より構造異常が多い．しかし，クラインフェルター症候群患者の精巣から精子を回収して治療に用いた場合，その精子はほとんど正常な染色体核型(46, XY)であることが分かっている．理由は，クラインフェルター症候群の多くは，血液検査で47, XXYであっても精子の作られる精巣組織では(46, XY)と(47, XXY)の混在した46, XY/47, XXYのモザイク型である．そのため，正常な精子が生じるのは，モザイク型の組織を有する精巣に存在する正常な46, XY細胞からX精子，あるいはY精子が形成されてくると考えられている．

■不妊女性の染色体異常

女性不妊の多くは，卵巣機能低下が原因の一つである．月経異常，とりわけ原発性無月経症は染色体異常とおおいに関係している．月経異常は卵巣機能と密接な関係があり，卵子の生産性の低下につながる．40歳前に閉経が起こる，いわゆる早発卵巣機能障害(premature ovarian insufficiency：POI)は，X染色体が45, X/46, XXのようにモザイクか，あるいは45, X(ターナー症候群)のごとくX染色体の異常によることが多い．

卵子の染色体異常

卵子は精子と異なり，構造異常より数的異常が多い．いかに良好形態の卵子であっても，約2割は染色体異常を有している(**表11-1**)．

母体の年齢が高くなれば，それにつれて卵子の染色体異常は増加してくる．流産率やダウン症の率が母体年齢の上昇につれて高まるのは，卵子の染色体異常の頻度と関係している(**表11-2**)．

表11-1　精子および卵子染色体異常[3]

	精子染色体		卵子染色体	
	数	割合(%)	数	割合(%)
分析数	15,864		702	
異数性異常	211	1.4	77	11.0
高異数性	106	0.7	33	4.7
低異数性	105	0.7	42	6.0
複　合			2	0.3
構造異常	2,276	14.1	33	4.7
二倍体	0	0	50	7.1
染色体異常の合計	2,487	15.5	160	22.8

表11-2　母親の年齢とDown症候群のリスク[4]

年齢(歳)	20	30	34	36	38	40	42	45
リスク	1/1,500	1/900	1/500	1/300	1/200	1/100	1/60	1/30

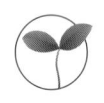

受精卵(胚)の染色体異常

■初期胚

　受精して4〜8分割(媒精してから2〜3日目)に発育した胚を初期胚とよんでいる．この時期の染色体異常は，検査方法にもよるが，おおむね1個(8分割なら2個)の細胞を検査して全体を評価することになる．検査法には，割球を取り出し染色体核型を調べたり，蛍光染色して調べるfluorescence in situ hybridization(FISH)や，アレイCGH(全塩基比較ゲノムハイブリダイゼーション：array comparative genomic hybridization：arrayCGH)，一塩基多型性解析(single nucleotide polymorphism：SNP)や次世代スクリーニング(next generation screening：NGS)などがあり，急速な進歩をとげている．いずれの方法も一部の細胞から全体を評価するので，検査した以外の割球が正常でも，調べた割球の染色体が異常なら異常胚と判定することになる．このような評価法では，検査した全体の胚の50%は異常胚と判定されるであろう．つまり，正常な染色体を有する胚と判定される頻度は少ないことを意味している．もちろん，胚の形態が良好なほど形態異常胚に比較して染色体異常は少ない．染色体検査を行った胚のうち正常胚は31%にすぎないという報告もある[5]．

■胚盤胞

　媒精して5日目になると，胚盤胞期胚まで発育する．胚盤胞の1個の割球細胞に異常を認めた場合，その胚盤胞を染色体異常胚と定義づければ6割は異常胚である．異常胚の多くは数的異常を示すものである．最近，検査法が発達し，アレイ

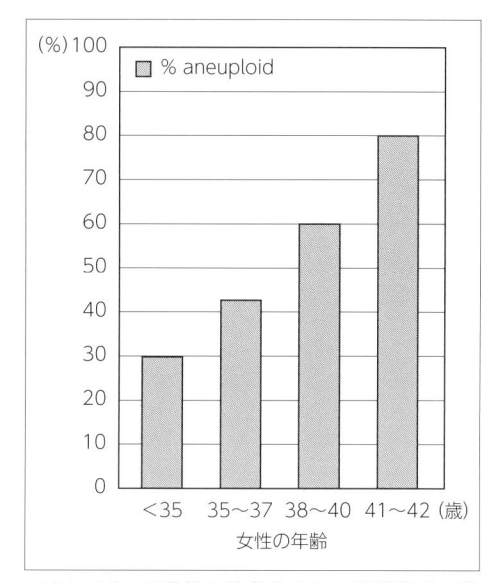

図11-13 異数性の染色体をもつ胚盤胞の年齢別割合[6]
96施設，3,500周期以上，19,000以上の胚盤胞をアレイCGHで解析した集計である．

CGHで移植前の胚盤胞を検査すると，高年齢者からIVFで作られた胚盤胞の80%以上に異数性の染色体をもつ胚盤胞が検出されている（**図11-13**）[6]．このことが流産の原因の1つである．

ART治療において，欧米諸国では胚から数個の割球を取り出し，その細胞の染色体を検査して，移植前に診断する着床前診断（preimplantation genetic diagnosis：PGD）が行われている．本来，PGDは遺伝疾患のための診断であるが，流産予防にも役立つことが議論され，最近では欧米諸国で流産予防のための着床前スクリーニング（preimplantation genetic screening：PGS）に応用範囲が拡大している．日本でも，流産予防のためのPGS検査が論議されている．

流産胎児の染色体異常

正常に妊娠した場合であっても，10〜15%の流産は発生する．ARTの治療による妊娠成立後の流産率はそれより高い．かつ，治療対象者が高年齢化しているため，せっかく妊娠しても流産を避けることができない．また，両親が正常染色体であっても，流産胎児の70〜90%が染色体異常であるといわれている．

> **学習要点**
>
> 1. ヒトの染色体数は？
> 2. 染色体を常染色体と性染色体に分けて整理する．
> 3. 染色体核型は細胞周期のどの時期に検査されるのか？
> 4. 精子の染色体異常の特徴，卵子の染色体異常の特徴を整理する．
> 5. 染色体異常のさまざまな起こり方を整理する．例えば，相互転座とは？　欠失とは？
> 6. 男性，女性の特殊な染色体異常疾患を整理する．例えば，クラインフェルター症候群，ターナー症候群とは？
> 7. 胚の異常の検査方法について整理する．
> 8. なぜ，年齢とともに染色体異常が増加するのか？
> 9. 通常でも流産は起こりうる．どの程度か？　不妊治療ではその頻度はどうか？

参考文献

1) 吉田廸弘：染色体．コメディカルのためのART必須ラボマニュアル（鈴木秋悦，福田愛作監修，荒木康久，佐藤和文編集）．293〜301，医歯薬出版，2005．
2) Yoshida, A., et al.：Cytogenetic survey of 1,007 infertile males. *Urol. Int.*, 58：166〜176, 1997.
3) 中岡義晴：染色体．コメディカルのためのART必須ラボマニュアル（鈴木秋悦，福田愛作監修，荒木康久，佐藤和文編集）．304，医歯薬出版，2005．
4) 水谷修紀監修：症例でわかる新しい臨床遺伝学．メディカルサイエンスインターナショナル，2008．
5) Munne, S., et al.：Embryo morphology, developmental rates, and maternal age are correlated with chromosome abnormalities. *Fertil. Steril.*, 64：382〜391, 1995.
6) 米国Reprogenetics研究所データ．

技術編

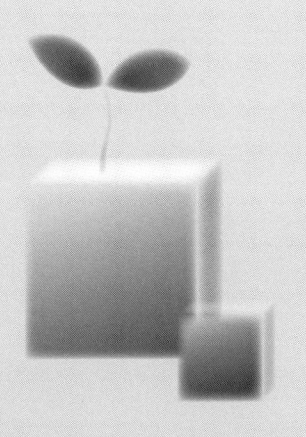

精液検査

精液量の測定

採精コンテナの重量をあらかじめ測定しておき，採精後のコンテナ重量との差によって計算する方法もあるが，一般的にはスポイトやシリンジで液量を測定することが多い．

精液の液化

採精直後の精液は粘稠性が高いので，室温もしくは37℃にて約15～30分静置して「液化」を行う．完全に液化しなくても，5mL程度のシリンジに18Gの針を付けて，泡立てないように精液を出し入れすれば粘稠性はなくなる．シリンジから精液をゆっくり出して，ポタポタ落ちるようになればよい．精液をよく液化して混和しておかないと，精子数が多い部分と少ない部分があるため，正確な精子濃度の計測ができない．

精子数のカウント

基本的には，運動精子数と非運動精子数をカウントする．カウントの際には，一般に「マクラーカウンティングチャンバー」という器具が使用されている（図1）．WHOは血球計算盤（図2）を推奨している．血球計算盤のチャンバーの深さは100μmあり，精子の運動が自由にできる．その反面，精子が重なってカウントしづらい．マクラーカウンティングチャンバーの深さは10μmで，精子の運動が自由にできないとの理由で，WHOはマクラーカウンティングチャンバーを精子検査に用いることを推奨していないが，日常臨床検査値をみるには大差はない．検査の欠点を理解し，結果に対応すれば簡便な器具である．精子濃度が高い（精子数が多い）時は，精液を適当に希釈してから測定する．その際の希釈溶液を表1に示した．この希釈溶液はホルマリンで精子の運動が停止する．通常のHepes培養液で希釈すれば運動精子数はカウントできる．

■マクラーカウンティングチャンバーによる計算方法

10マスの精子数をカウントして，その値を$\times 10^6$する．例えば，10マスに15個

表1 精子の希釈溶液

炭酸水素ナトリウム	5.0g
35% ホルマリン	1.0mL
ゲンチアナバイオレット	5.0mL
蒸留水	100mLにメスアップ

技術編

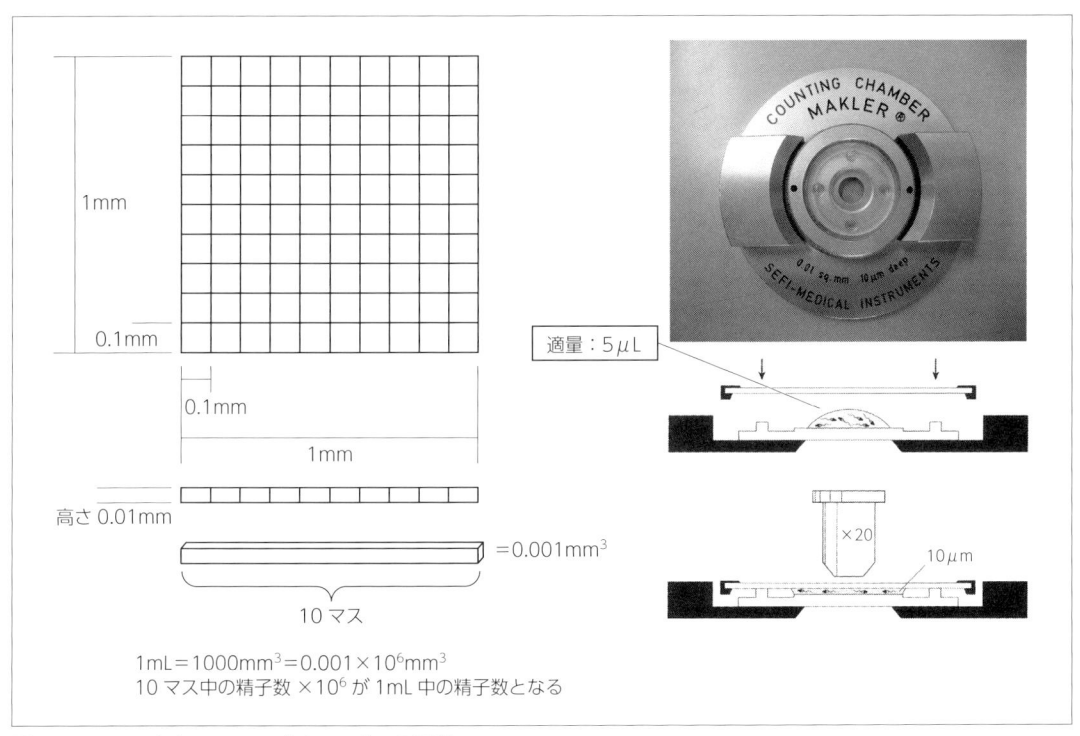

1mm＝1000mm³＝0.001×10⁶mm³
10マス中の精子数 ×10⁶ が 1mL 中の精子数となる

図1　マクラーカウンティングチャンバーの原理

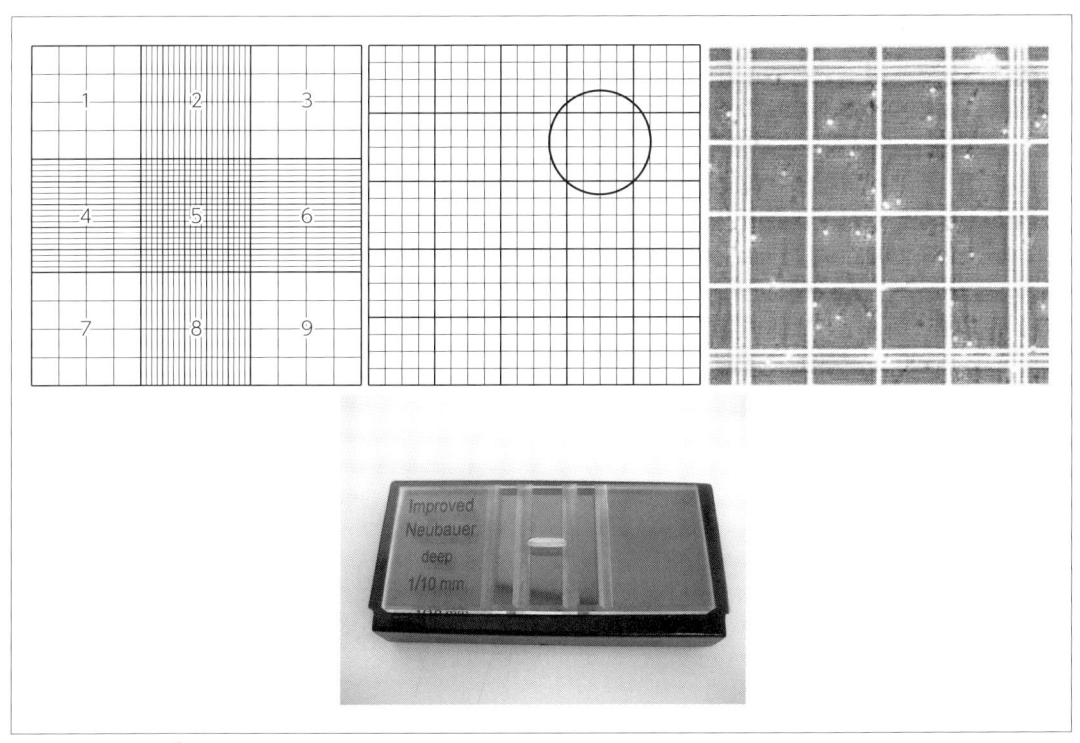

図2　血球計算盤[1]と改良 Neubauer 血球計算盤

の精子が観察されれば 15×10^6/mL の精子数となる.

■血球計算盤による計算方法

精子数/mL ＝（小さい5マス内の精子カウント）×（精液の希釈倍数）× 5（1/5mm^2）× 10（チャンバーの深さ）× 1,000（mm^3 から mL に換算）

■精子数を目視で数える

① マクラーカウンティングチャンバーを生物顕微鏡もしくは倒立顕微鏡に設置して，10倍もしくは20倍程度の対物レンズで精子を数える.

② 基本的には，10マス内の精子数を数えて $\times 10^6$/mL とすればよいが，精子数が多い場合は1～5マス程度に減らして調整する．逆に少ない場合は，100マス全部の精子数を数える.

③ ゆっくり数えると，マス内に後から入ってきた精子も数えることになるので，運動精子を多く数えてしまう傾向がある．したがって，なるべく瞬間的に1マス内にいる運動精子を目（頭）に焼き付けて数えるのがコツである.

④ カウンターで数えるのがやりやすい．最初に運動精子を数えてメモしたら，カウンターを0に戻さずに今度は非運動精子を数えれば，最終的にカウンターは全精子数を示す.

⑤ 精子数は，数えるたびに誤差が生じるので，複数回（最低3回）数えて平均を出すのが望ましいが，ルーチン作業では1回に省略している施設が多い.

⑥ 初心者は，先輩エンブリオロジストが測定した直後に同検体を数えて結果を比較し，なるべく数字が近づくように練習する．精子数計測は誤差が伴うものなので，例えば先輩が複数回測定した時の誤差内に入ることを目安にするとよい.

⑦ 測定に時間がかかると，液が乾燥して，その分，mLあたりの精子数は増加するので，長時間チャンバーにおかないようにする.

総運動精子数の算出

受精に重要なのは，運動精子がどの程度存在するかである．なぜなら，精子数が多くても受精に関与できるのは運動している精子だけだからである．したがって，運動精子の総量を計算して記載しておくことをお勧めする.

原精液量（mL）× 運動精子濃度（$\times 10^6$/mL）＝ 総運動精子数

精子奇形率

臨床での精子の奇形率の算定には，大きく2種類の方法が実施されている.

① マクラーカウンティングチャンバーなどで精子をカウントした際の倍率で観察し，明らかに頭部形態が異常（小さい，大きい，変形）なものや，頭部が頸部で曲がっているなどの大きな異常を奇形精子としてカウントする.

② 精液をスライドガラスに引きのばして塗抹標本を作製し，染色後に1,000倍

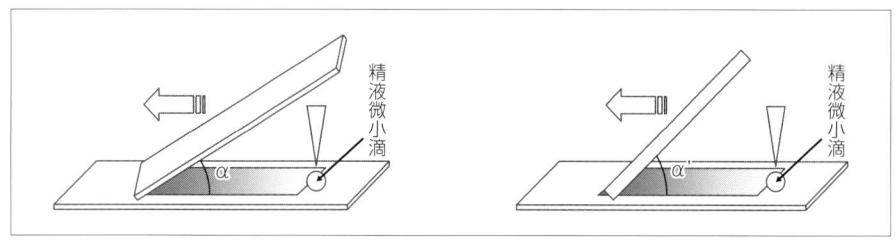

図3 精液の塗抹標本作製
サンプルの量により,スライドガラスの角度を45°におき,精液量により少し変え(少ない<多い=α<α')スライドガラスの端に沿って走らせる.

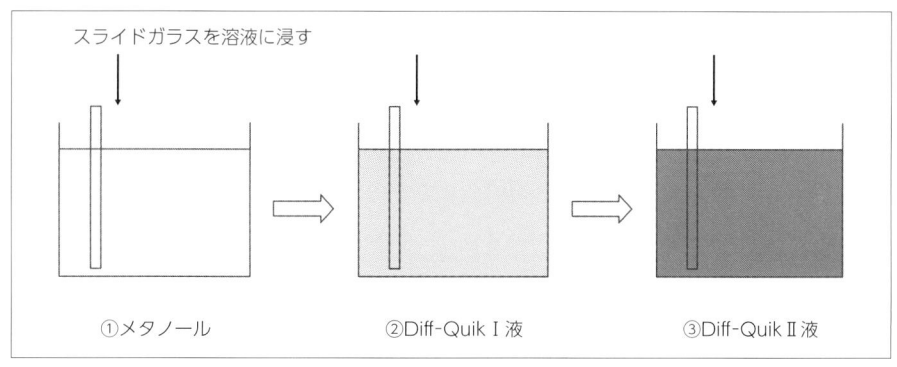

図4 Diff-Quik 染色法

などの倍率で詳細な異常まで観察する．Kruger's strict criteria という分類がよく利用されている．

奇形率○%と記載されていても，検査方法によりその数字がもつ意味合いは大きく異なる．例えば，WHOが定めている妊娠のための下限基準値は正常形態精子4%以上である．これは②のような検査法を用いた場合の基準値である．

精子形態検査のための簡便染色法

■Diff-Quik による染色方法

① 精子を1滴スライドガラス上におき，もう一枚のスライドガラスまたはガラス棒などで引きのばす(**図3**).

② 表面を完全に乾かした後，染色バットに用意していた Diff-Quik(国際試薬)で下記の順で染色していく(**図4**).

1. メタノールにて固定する(適当な時間：30秒～5分).
2. Diff-Quik I 液にて細胞質などを染色する(試薬説明書には，1秒入れてスライドガラスを引き出し再度入れることを5回ほど繰り返すと記載されている．染色が弱い場合は回数を増やす．最初から5～10秒浸してもよい).
3. Diff-Quik II 液にて核などを染色する(試薬説明書には1秒入れてスライドガラスを引き出し再度入れることを5回ほど繰り返すと記載されている．染色が弱い場合は回数を増やす．最初から5～10秒浸してもよい).

③ 水洗して風乾：油浸レンズで観察する時はカバーガラスにて封入する．

精子の形態分類例

WHO ラボラトリマニュアルによる精子の形態異常（図5）を示す．

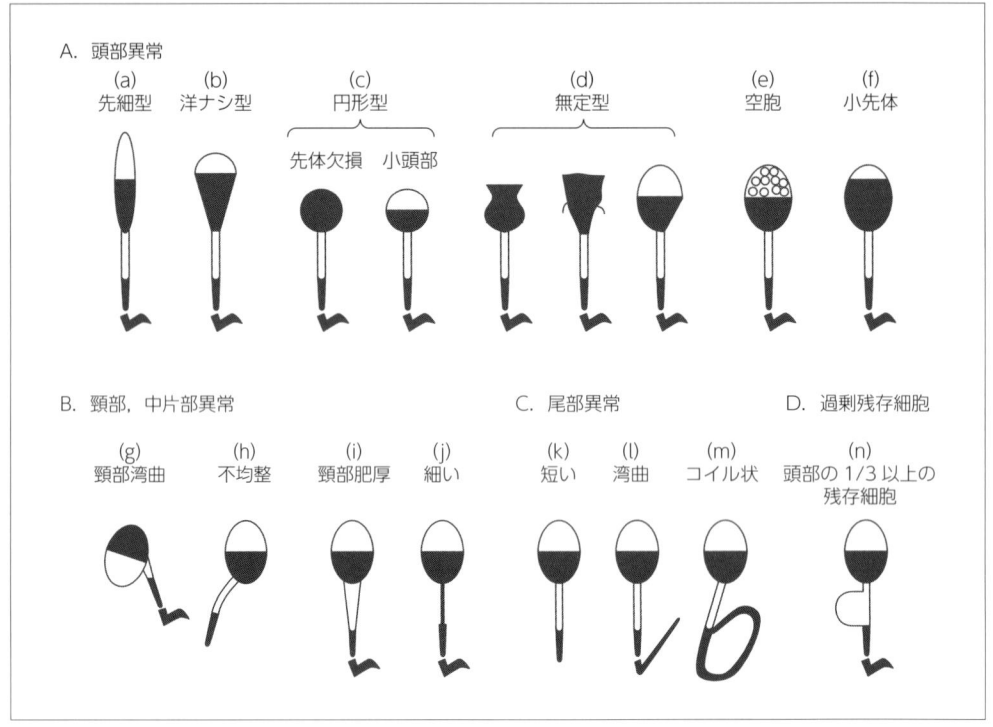

A. 頭部異常
- (a) 先細型
- (b) 洋ナシ型
- (c) 円形型：先体欠損、小頭部
- (d) 無定型
- (e) 空胞
- (f) 小先体

B. 頸部，中片部異常
- (g) 頸部湾曲
- (h) 不均整
- (i) 頸部肥厚
- (j) 細い

C. 尾部異常
- (k) 短い
- (l) 湾曲
- (m) コイル状

D. 過剰残存細胞
- (n) 頭部の1/3以上の残存細胞

図5 精子形態異常[1]

精液処理

密度勾配分離法

　人工授精，体外受精に用いる受精能の高い精子を回収するため，さまざまな方法が行われている．ここでは，密度勾配分離法について解説する．

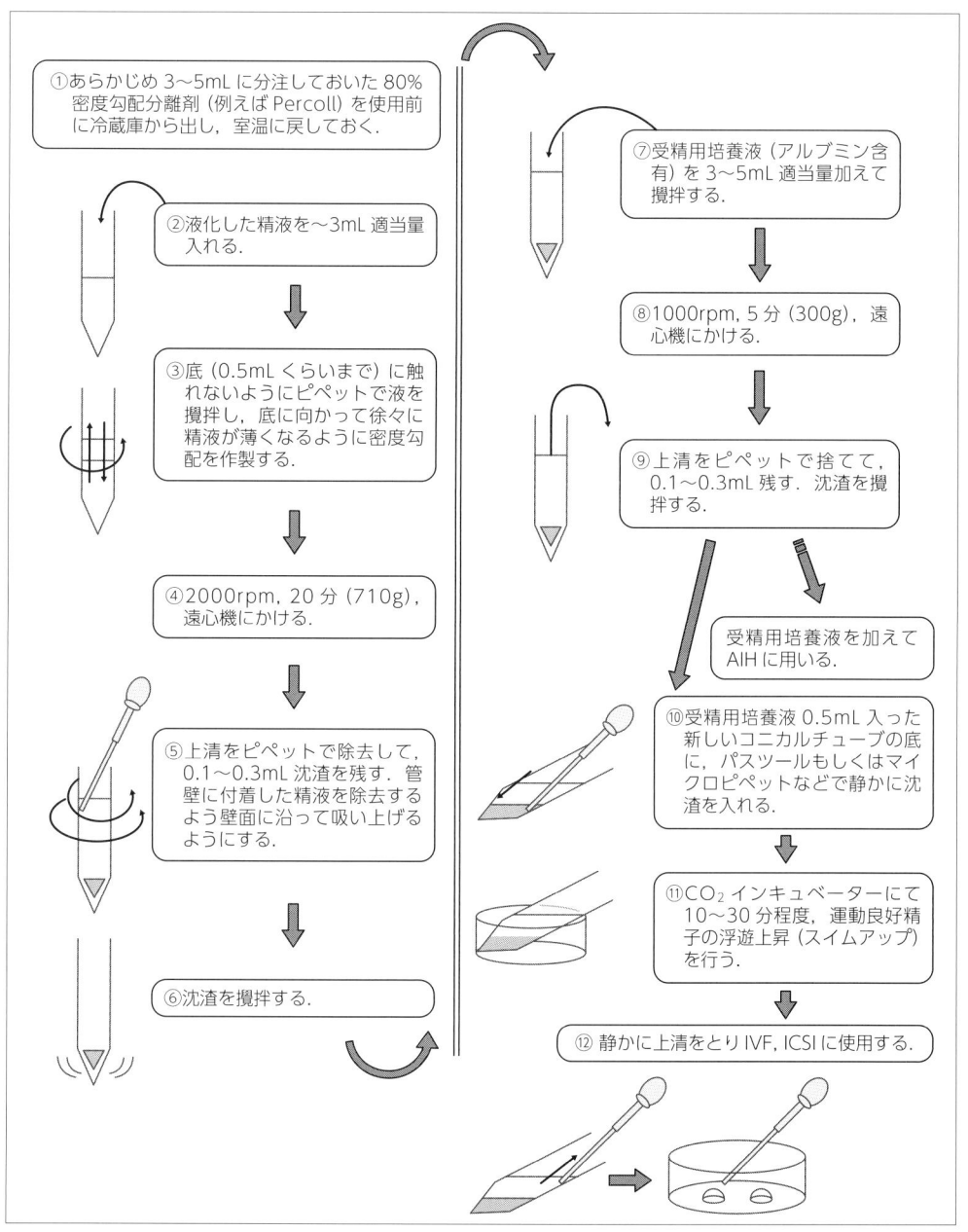

① あらかじめ 3～5mL に分注しておいた 80% 密度勾配分離剤（例えば Percoll）を使用前に冷蔵庫から出し，室温に戻しておく．

② 液化した精液を～3mL 適当量入れる．

③ 底（0.5mL くらいまで）に触れないようにピペットで液を攪拌し，底に向かって徐々に精液が薄くなるように密度勾配を作製する．

④ 2000rpm, 20 分（710g），遠心機にかける．

⑤ 上清をピペットで除去して，0.1～0.3mL 沈渣を残す．管壁に付着した精液を除去するよう壁面に沿って吸い上げるようにする．

⑥ 沈渣を攪拌する．

⑦ 受精用培養液（アルブミン含有）を 3～5mL 適当量加えて攪拌する．

⑧ 1000rpm, 5 分（300g），遠心機にかける．

⑨ 上清をピペットで捨てて，0.1～0.3mL 残す．沈渣を攪拌する．

受精用培養液を加えて AIH に用いる．

⑩ 受精用培養液 0.5mL 入った新しいコニカルチューブの底に，パスツールもしくはマイクロピペットなどで静かに沈渣を入れる．

⑪ CO_2 インキュベーターにて 10～30 分程度，運動良好精子の浮遊上昇（スイムアップ）を行う．

⑫ 静かに上清をとり IVF, ICSI に使用する．

図 6　単層法による精子回収方法

従来は，等張化 80% Percoll が使用されていたが，現在は Percoll と類似組成の精子分離に適した製品が使用されている（製品名：Sil-Select Plus®, Sperm gradient®, Isolate®, PureCeption®, など）．いずれも組成的にそれほど違いはなく，基本的には各メーカーの取り扱い説明書に従えば問題ない．

　単層法（**図6**）と2層法（**図7**）があるが，単層法は不連続密度勾配の層が検者によって均一でない場合がある．2層法のほうが条件を一定にできる．

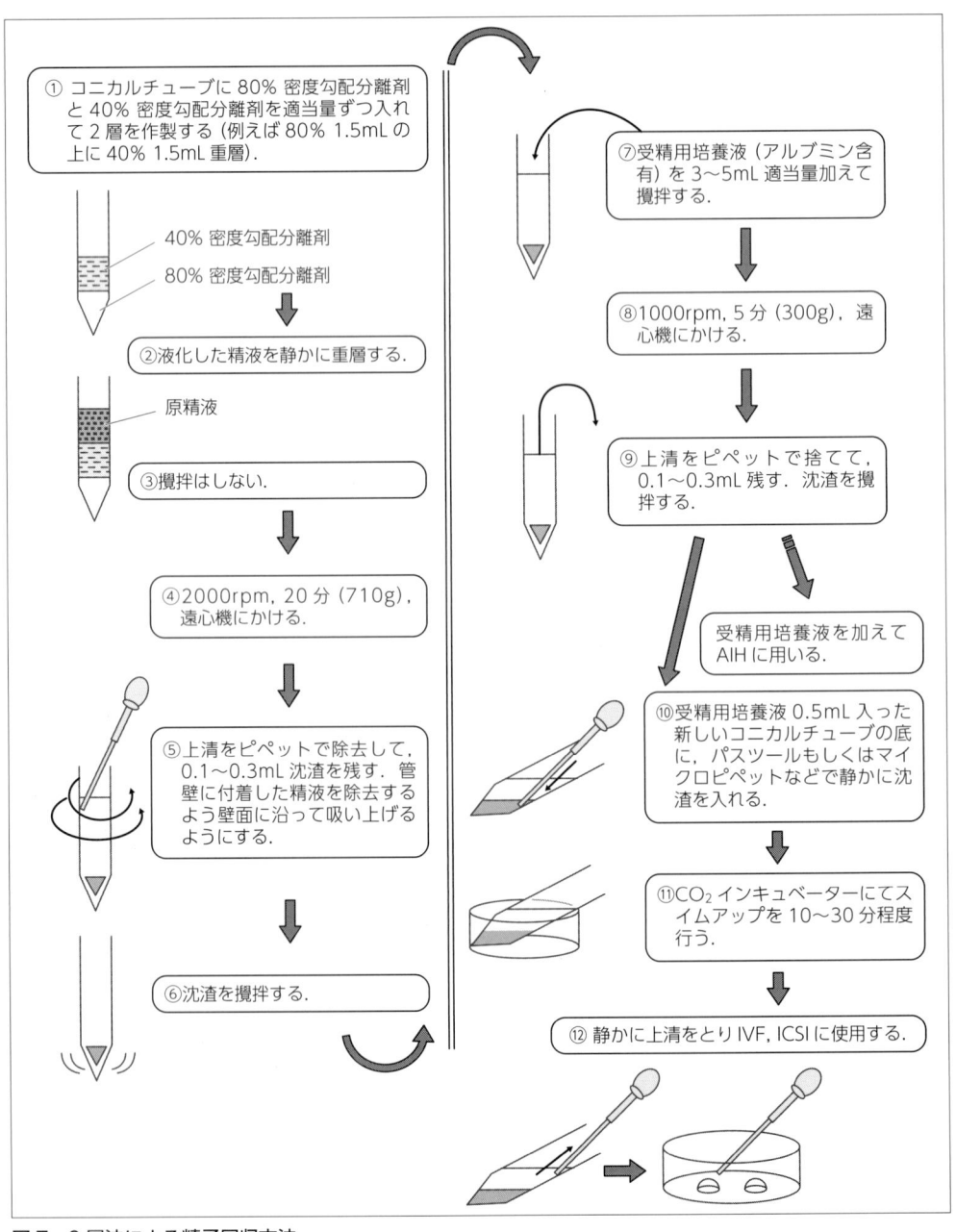

図7　2層法による精子回収方法

精子凍結融解

精子凍結（図8）

① クライオチューブに精子凍結用試薬を規定量分注して保存しておく．

② 精子凍結用試薬の入った①のクライオチューブに，原精液もしくは洗浄後の精子浮遊液（精子処理の⑦，⑧終了もしくはスイムアップ後の精子）を少しずつ加え，静かに撹拌する．混合比率は各メーカーのプロトコールに従うが，通常1：1が多い．

③ クライオチューブを液体窒素液面上の気層中で約10分間放置する．アルミケーンに装着して，液体窒素タンク中に吊るして凍結すると簡便である．

④ 液体窒素中に浸漬して保存する．

精子融解（図9）

① 液体窒素からクライオチューブを取り出し，空気中で10～30秒放置する（エアーソーイング）．

② クライオチューブ中に侵入した液体窒素が蒸発したことを確認する．残存している場合は，蓋を緩めて蒸発させてから締め直す．

③ 約37℃の温水中で，融解するまで放置する（約5分）．穴をあけた発泡スチロールにクライオチューブを差し込んで，温水に浮かべると便利．この時，水が入らないように蓋部分は空中に保持すること．

④ 融解液は定法に従い，密度勾配法などにより遠心分離および洗浄を行う．

凍結融解後の精子運動性の保持は，正常な症例でも約半分程度になることが多い．このことを考慮して，融解後の媒精の準備をする必要がある．

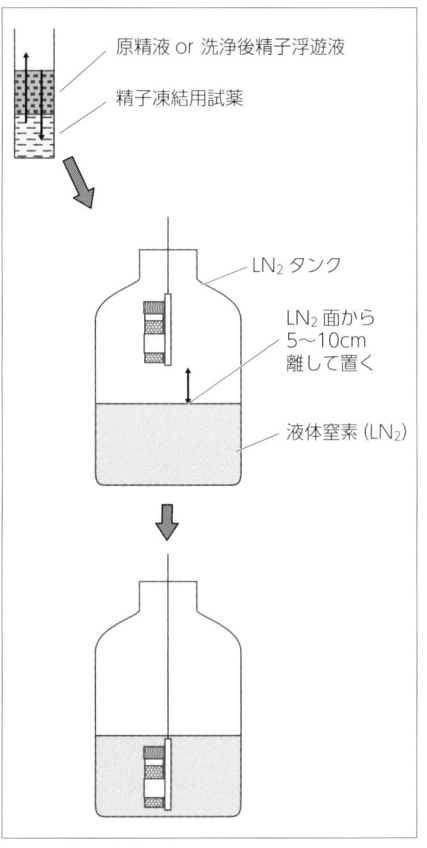

図8　精子凍結

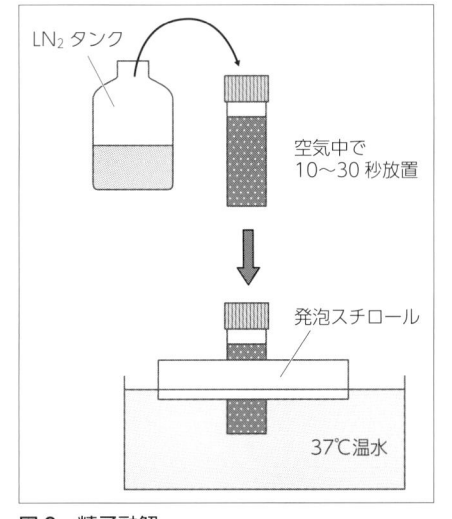

図9　精子融解

胚のハンドリング

卵丘細胞を剥離した後の裸化卵子のピペット操作は，胚のハンドリングに準じて行う．

パスツールピペットの作成（図10）

① アンプルカッターや砥石を使用する場合は，ピペットが触れる範囲をよく火炎滅菌しておく．

② パスツールピペットをバーナー（アルコールランプなど）の炎上部であぶる．

③ 左右の手を少し動かして，軟らかくなったら炎の外に出し，すばやく引っ張る（熱する炎の位置や，炎の外に出してから引っ張るタイミングで，ピペット先端径を調整する．炎から出してからゆっくり引くと太く，すばやく引くと細くなる．炎内でほんの少し引いてから外に出して引いても細くなる）．

④ アンプルカッターや砥石で折りたい箇所に傷をつける．

⑤ 傷の部分が頂点になるよう，反対側にしならせて先端を折りきる．きれいな先端になる場合は折れる瞬間の音が比較的小さい．

ピペット先端の内径は，使用用途に応じて調整して作成する（図11）．

大：媒精後の卵丘細胞-卵子複合体の移動に使用．卵丘細胞-卵子複合体の大きな塊から卵子部分を分離するために使用（直径約 500 μm）．

中：胚の移動に使用．卵子周辺に付着している卵丘細胞を少しずつはがしていく

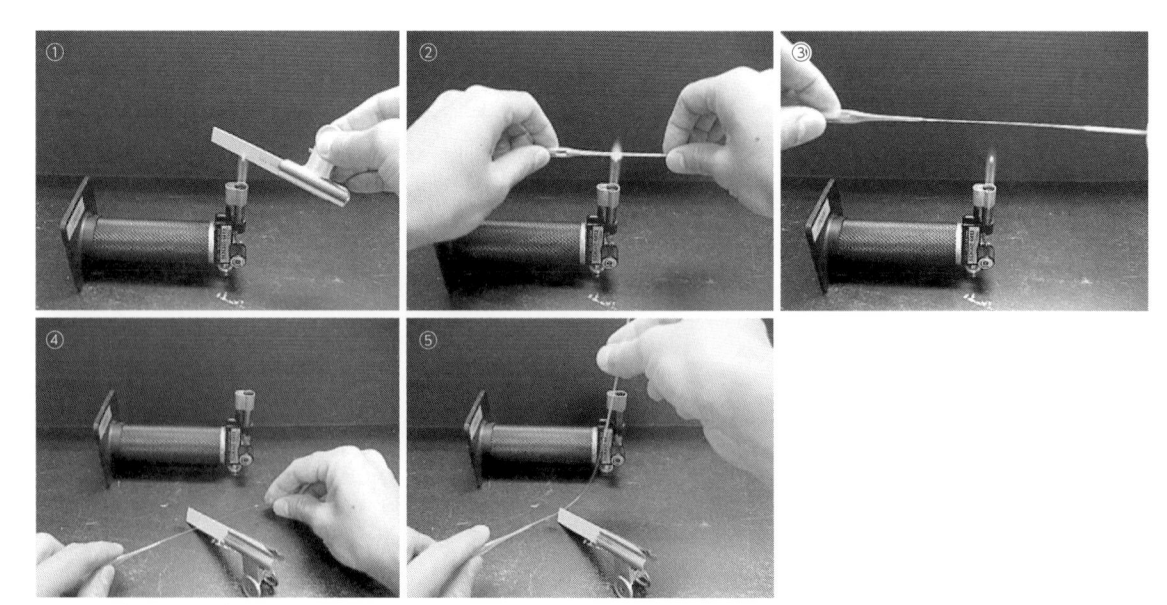

図10 パスツールピペットの作成

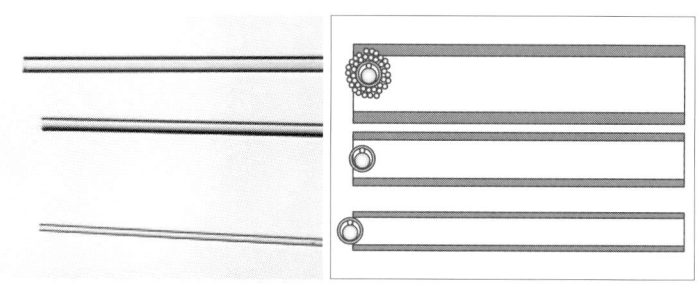

図11　パスツールピペット先端

ため，または卵子を移動するために使用(直径約300〜400μm)．初期胚や拡張胚盤胞によって太さの違うピペットを使用するため数本作製し，径の大きいものから並べておく．

小：卵子の透明帯に付着している1〜2層の卵丘細胞をきれいにはがすために使用(直径約120〜200μm．卵子がほんの少し湾曲する程度の内径が望ましい)．

実際に操作していて，"絶妙！"と思えるパスツールピペットができた時は，使用後エタノールで管内外を洗浄して保管しておき，次回からの内径見本にするとよい．

また，実体顕微鏡にCCDカメラおよびモニターが設置されている場合，卵子をモニターに映した時の大きさを画面に記しておくと，ピペット作成時に先端内径の大きさの参考として役立つ．

胚の移動

日本ではマウスピースを使用して，口で吸引排出している施設が多い．微妙な調整が可能であるが，感染などを懸念して使用していない施設もある．

①引き伸ばした卵子(胚)移動用のパスツールピペットに培養液を吸い込む．

②卵子(胚)にピペット先端穴を近づける．この時，口で吸引しなくても，あらかじめ①で入れた培養液の量によってパスツール内の吸引排出の動きが変わる．すなわち，液が多いと排出状態になり，液が少ないと吸引状態になる．したがって，このピペット内液の量を調整してから卵子(胚)に近づければ，ピペット内に入るスピードを調整できる．

③卵子(胚)をゆっくりピペット内に入れる．

④ピペットを空中に出す．口を半開きにしてピペット内に圧を加えなければ，卵子(胚)はピペット内をあまり動かずに保持される．

⑤移動先の培養液内にピペット先端を挿入して，卵子(胚)を排出する．

卵子(胚)がピペットのどこにあるかは，常に目でみて頭に入れながら作業することで卵子(胚)の紛失を防げる．ピペットの先端にオイルを少し入れて卵子(胚)を吸引すると，ゆっくりと出し入れすることもできる．

ここでいう卵子とは卵丘細胞を剥離したもの，胚とは接合子(前核期胚)もしくは受精後の受精卵子を指している．

通常の体外受精(conventional-IVF)

conventional-IVF の手順

conventional-IVF(c-IVF)の流れを図12に示す.

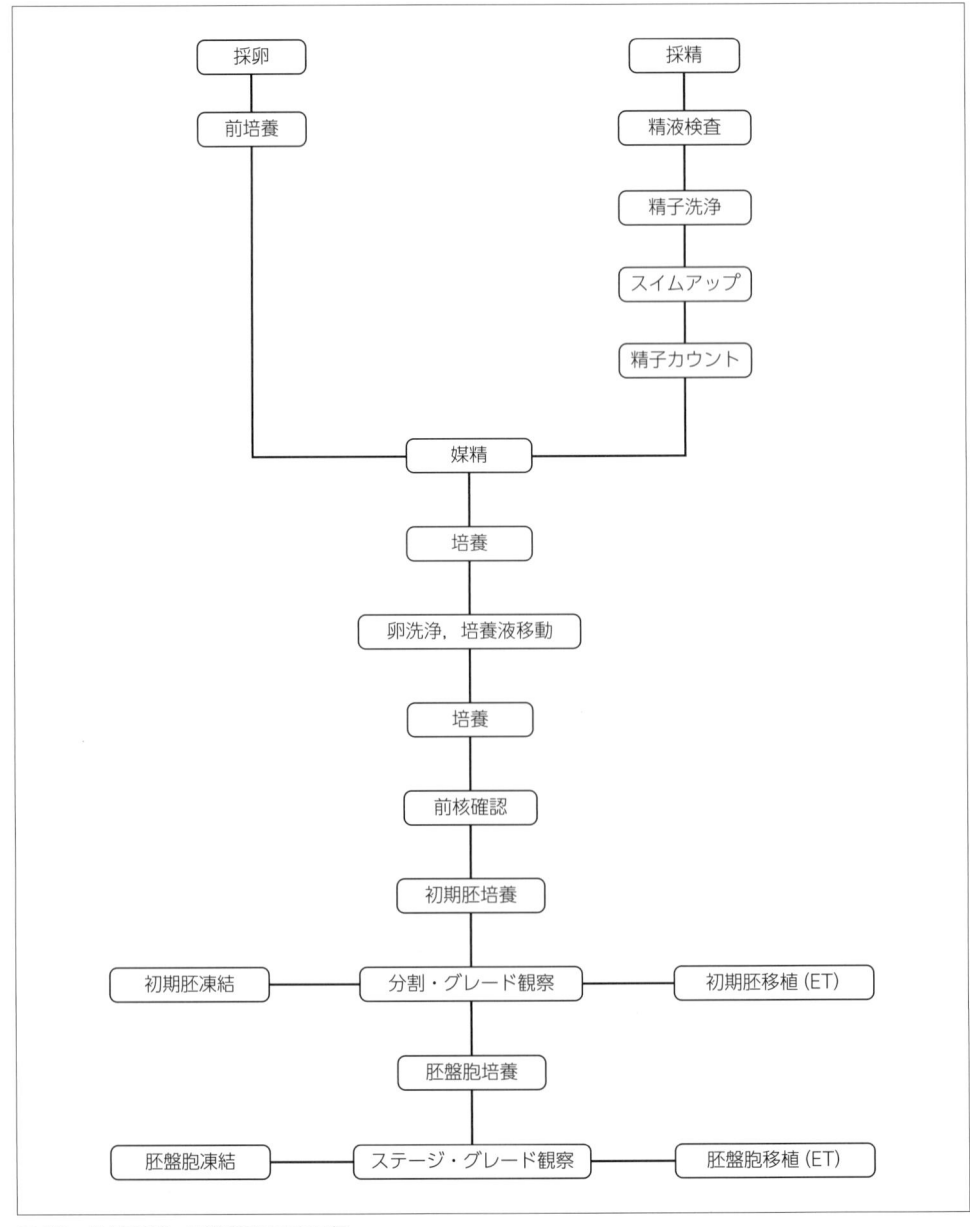

図12 体外受精・胚移植までの工程

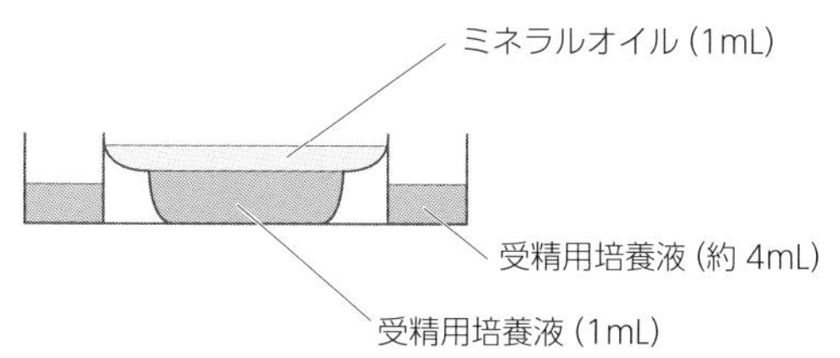

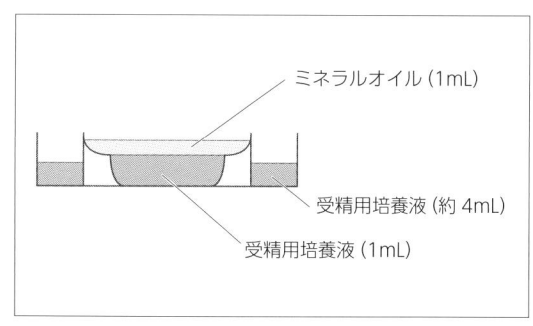

図13　受精用ディッシュ

■採卵前日の準備

受精用培養液(炭酸-重炭酸緩衝系で炭酸ガスにより pH が調節される培養液)を必要量計算し，代替血清もしくはHSA(human serum albumin)をアルブミン最終濃度5mg/mLになるよう加える(コンタミが疑われる場合は，0.2 μm フィルターにて濾過滅菌する).

①採卵後に前培養するためのディッシュと媒精用のディッシュを準備する．受精用培養液を2重ディッシュ(4穴ディッシュ，コニカルチューブ；施設により異なる)の内側に1mL入れ，外側にも適当量(3～4mL)入れる．内側のみオイルでカバーする．スポイトが使いやすい．間違わないようにすべてのディッシュの蓋に患者の氏名やIDなどを記入する．このディッシュを前培養用と媒精用に，それぞれ採卵数5～10個に1ディッシュずつ用意する(**図13**).

②上記ディッシュと残った培養液は，CO_2インキュベーターにてガス平衡させておく.

③インキュベーター外操作用培養液(アルブミン加Hepes培養液)も必要量準備して，チューブに小分けしておく．採卵時のフラッシング(取り残しの卵子を確認するための卵胞内洗浄)にHepes培養液を使用する場合もあるので，必要に応じて準備する.

④Hepes培養液は冷蔵庫で保管しておき，採卵当日朝に温める．当日温める時間がなければ，前日からCO_2ガスのない環境で温めておく.

⑤翌日の採卵，媒精などで必要なものについて点検をする.

■採卵当日の準備

①インキュベーター外操作用培養液は37℃に加温しておく.

②採卵直前に，前日準備したHepes培養液をパスツールピペットで2重ディッシュの内側に1～2mL，外側に適当量(約4mL)入れる(**図14**)．ディッシュはヒータープレート上で加温しておく．オイルカバーはしない.

③その他必要な器具をすべて準備しておく.

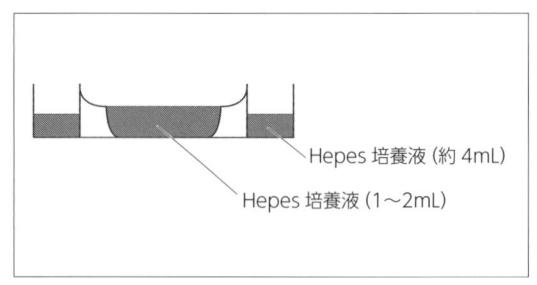

図14 採卵集積ディッシュ（採取卵を一時的に保管）

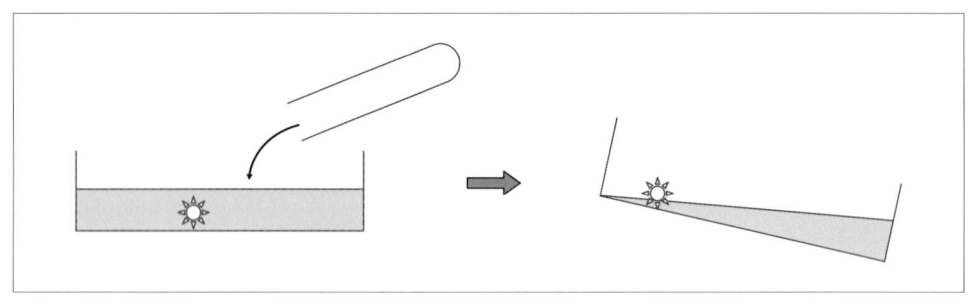

図15 鏡検ディッシュ

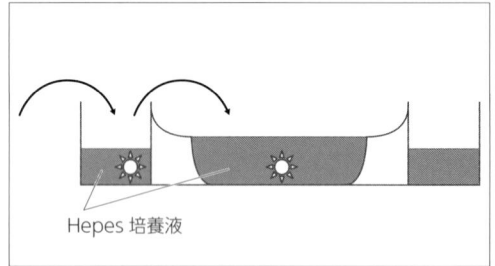

図16 洗浄用培養液

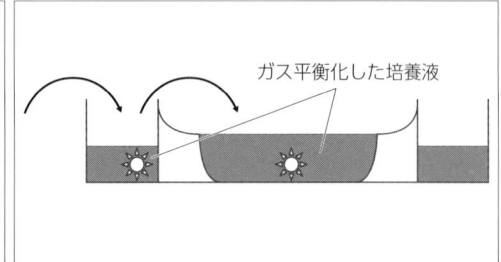

図17 前培養用ディッシュ

■ 鏡検と前培養

① 注射器または試験管に入った卵胞液を空のディッシュに移し，実体顕微鏡下で卵丘細胞-卵子複合体を探す．まず，実体顕微鏡のランプにかざし，肉眼でそれらしき塊を探す．次いで顕微鏡のレンズを通してきちんと探す．判別しづらい場合は，ディッシュを傾けて液の薄い場所を作り，そこに卵丘細胞らしき塊をのせて広げると，卵子自体がよく観察できる（**図15**）．

② 卵丘細胞-卵子複合体は，準備しておいたHepes培養液を入れた2重ディッシュの外側でパスツールピペットを用いて数回出し入れしてよく洗浄し，ディッシュの内側に移動して集める．外側での洗浄時は，ディッシュを回転させながら，なるべくきれいな箇所を使ってよく洗浄していく（**図16**）．

③ 卵丘細胞-卵子複合体がある程度集まったら，前日準備した前培養用の2重ディッシュの外側で同じく洗浄してから，内側の培養液に移動する（**図17**）．

④ CO_2インキュベーターにて前培養する(採卵中でも，余裕があれば早めにインキュベーターに入れるほうが望ましい)．通常，媒精までは数時間の前培養を行う．

■ 精子処理
① 採取した精液の所見を確認する．
② 密度勾配分離剤を用いて遠心沈殿後，培養液で洗浄する．できるだけ夾雑物のない，形態良好な精子を回収できるよう心がける．
③ 洗浄，スイムアップ処理後の精子数をカウントする．

■ 媒精(媒精日：D0)
① カウントした精子数をもとに，媒精のために精子浮遊液をどのくらい加えればよいか計算する(媒精濃度は各施設や症例によりさまざまであるが，大体5万〜30万個/mLである)．例えば，媒精培養液量1mL，媒精時の目標精子濃度 0.3×10^6/mL，運動精子濃度 20×10^6/mL の場合の添加精子液量の計算式は，

$$添加精子量 = \frac{媒精培養液量 \times 目標精子濃度}{運動精子濃度}$$

$$= \frac{1\,\text{mL} \times (0.3 \times 10^6/\text{mL})}{20 \times 10^6/\text{mL}}$$

$$= 0.015\,\text{mL}$$

$$= 15\,\mu\text{L}$$

② 卵丘細胞-卵子複合体を，前培養用のディッシュから，準備しておいた媒精用のディッシュに移動する．1つのディッシュに1〜5個入れる(多くても10個まで)．
③ 計算しておいた量の精子をマイクロピペットで測り，そのまま培養液に混ぜて媒精する．
④ CO_2インキュベーターにて培養する(現在は，媒精2〜4時間後，卵子を洗浄し，別の新しい培養液に移して培養を継続する．従来の一晩の長時間培養でなく，比較的短時間の媒精としている施設が多い)．

■ 翌日の準備
① 100 μLほどの初期胚培養用の培養液ドロップを数個ディッシュに作り，オイルでカバーし，CO_2インキュベーターにてガス平衡しておく(媒精後の卵子洗浄用)．2重ディッシュであれば，培養液量が多くなり洗浄効果は高くなる．
② 30〜50 μLの初期胚培養用の培養液ドロップを卵子の数より若干多めにディッシュに作り，オイルでカバーし，CO_2インキュベーターにてガス平衡しておく(初期胚培養用)．

■ 前核(PN)チェック(媒精翌日：D1)
① 卵丘細胞除去用のパスツールピペットを用意する(違った先端内径のものをいくつか作っておく)．

②前日媒精していたディッシュより卵子を取り出し，パスツールピペットで卵丘細胞や付着した精子を除去する（実体顕微鏡下で行う）．最初は太いピペットを使用し，徐々に細いピペットで操作する．

③前日準備しておいた洗浄用ドロップで卵子を洗浄し，培養用のドロップに移動する．

④接合体の2前核(2PN)や第二極体の有無を倒立顕微鏡にて観察し，受精の確認をする．

⑤CO_2インキュベーターにて培養を継続する．

■分割チェック (D2〜)
①分割の様子（割球数や細胞断片（フラグメント）の量）など，胚の発育状況を観察して記録する．

■胚移植 (ET) 前日の準備
①胚移植(ET)用の培養液を準備する．基本的には，移植する胚のステージを培養する培養液と同じ種類，すなわち初期胚移植なら初期胚用を，胚盤胞移植なら胚盤胞用を用いる．1移植あたり5〜10 mL用意する．スピッツの状態か，2重ディッシュに入れて準備する．

②ETカテーテルなど，翌日の準備ができているかを確認する．

ICSIの手技

一般的に使われている「顕微授精」は，現在では特に「卵細胞質内精子注入法（intracytoplasmic sperm injection：ICSI "イクシー"）」のことを指している．

ICSI は，極端に運動精子が少なかったり，通常の体外受精を試みるも受精率が低い症例に対して適用される技術である．

現在，体外受精による治療を実施している施設では必須の技術であり，実施者のテクニックが受精率やその後の胚発生に大きく影響を与えるので，熟練が必要な技術である．

材料
表2に，ICSI で一般的に用いる試薬と備品を示した．

ICSI 実施の準備
■精子回収
精子回収は，「精液処理」で述べたように，密度勾配分離剤を用いて精子分離した後，スイムアップ法などにより，なるべく夾雑物のない，形態良好な精子浮遊液を作製することが望ましい．原精液の精子数が少ない場合は，処理することなく直接原精液から精子を探すこともある．

■精子の確認
スイムアップした精子は，9インチパスツールピペットにシリコン球を装填した

表2 ICSIで用いる試薬と備品

区分	品目	用途
試薬	Hepes 緩衝培養液	インキュベーター外操作用培養液
	ヒアルロニダーゼ溶液	卵丘細胞除去用
	PVP 溶液（PVP：ポリビニルピロリドン）	インジェクション内および精子の動きをコントロールしやすくするため
	ミネラルオイル	インジェクターライン内補充，およびディッシュに被せるため
備品	インジェクションピペット	精子注入用．メーカーや型式によって使用感が違うので，いろいろ使ってみるとよい
	ホールディングピペット	卵子保持用
	締め蓋付きディッシュ	ICSI用ディッシュとして使用しやすい大きさ，深さを考えてディッシュを選ぶ
	マイクロピペット	ドロップ作製用．7〜10 μL を計量できるタイプ．100 μL マイクロピペッターが適している
	チップ	ドロップ作製用．7〜10 μL を計量できるタイプ
	トランスファーピペット	スポイトのこと．ディッシュにオイルを被せる際に使用

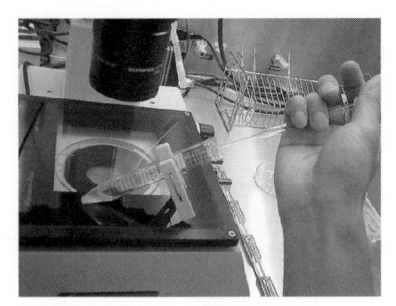

図18　スイムアップ精子の回収

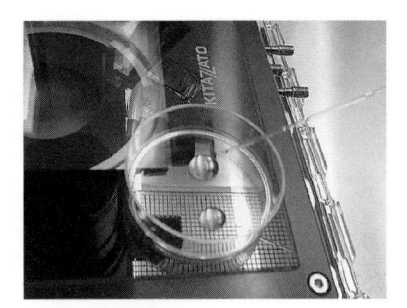

図19　回収精子のドロップ

ものを使用すると回収しやすい（図18）．なるべく上層を100～200 μLほど静かに吸引し，ディッシュにドロップを作製する（図19）．原精液の検査結果から回収精子数が少ないと予測される場合は，中層部からも回収し，他のドロップも作製しておく（上層部と中層部のドロップの区別ができるように，ディッシュ裏面から印をつけておくとよい）．

　精子浮遊液のドロップは，倒立顕微鏡を用いてICSIに使用できるだけの精子数が回収されているか確認しておく．精子数が非常に少ない場合は，さらに下層部から回収して確認する．

　ICSIが可能であると判断できたら，インキュベーターに一時保管しておく．

■マニピュレーターの準備

　マニピュレーターの基本的なセッティングは，本番であわてないように事前にすませておく．可動部分は中間付近にセットしておく（上昇可動部はぶつからない程度に上端にしておく）（図20～図23）．ピペットを装着するホルダーの角度は，ステージに対してホールディングピペット側が30°，インジェクションピペット側は30°強にしておく（分度器や三角定規で測定して，角度を書いたプレートを準備しておくと便利）（図24）．

　また，インジェクターラインにオイルを使用している場合は，チューブ内やシリンジ部分に大きな気泡がないこと，シリンジ内のオイルが十分にあることを確認しておく（ライン内に気泡が入っていると，吸引排出の操作感が変わってしまう）．

■卵丘細胞の除去

　① ヒアルロニダーゼ溶液（60～80 IU/mL）と10％血清加Hepes培養液のドロップをディッシュに作製する（例えば図25のように）．卵子の数が多くて卵丘細胞をはがすのに時間がかかる場合は，ドロップがかくれる程度のオイルをかけておくことが望ましい．

　② 卵丘細胞の付着した卵子をシリコン球付きパスツールピペットで図25の1のドロップへ移動し，ピペッティングにより卵丘細胞の結合をやわらかくする．

　③ マウスピースにつけた太い先端のパスツールピペットに持ち替えて，卵子部

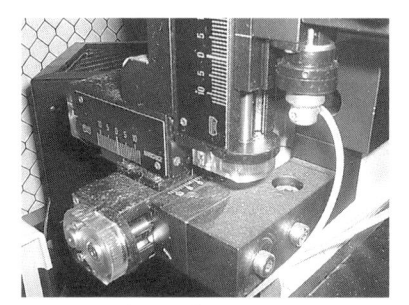

図20 電動マニピュレーター可動部の位置確認

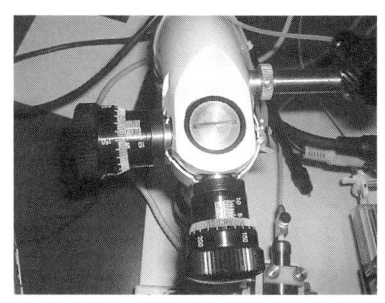

図21 手動マニピュレーター(X, Y軸)可動部の位置確認

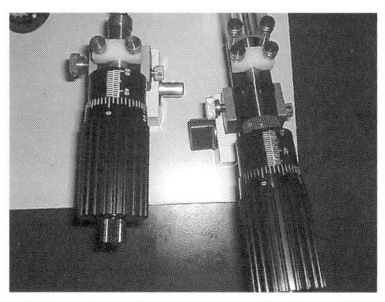

図22 インジェクターのダイヤル位置確認

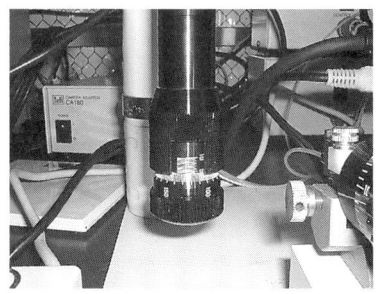

図23 手動マニピュレーター(Z軸)可動部の位置確認

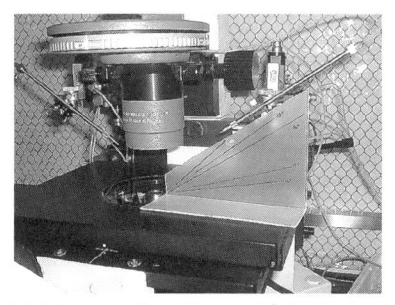

図24 インジェクションピペットホルダーの角度確認

分を卵丘細胞の固まりから引きちぎり，図25の2のドロップへ移動する．中間径のパスツールピペットで，ピペッティングにより卵丘細胞をはがしていく．この時，太い径のものから順次細いものに付け替えながらはがしていく（図26，図27）．

④最後は図25の3のドロップに移動し，先端の細いパスツールピペットを使って，卵丘細胞をICSIの邪魔にならない程度まではがす（図28）．卵子に損傷を与えるほど細い直径のピペットの場合は中に吸い込まず，ついばむようにはがしていく（図29）．

⑤卵丘細胞がとれた卵子を，図25の4，5のドロップで洗浄する．ヒアルロニダーゼの浸漬時間が長くなるようなら，Hepes培養液（図25の4，5）へ移動してはがすことも工夫する．ICSIに支障ない程度に卵丘細胞が剥離できたら，10％血清加Hepes培養液に移動して，インキュベーター内でICSIまで培養する．

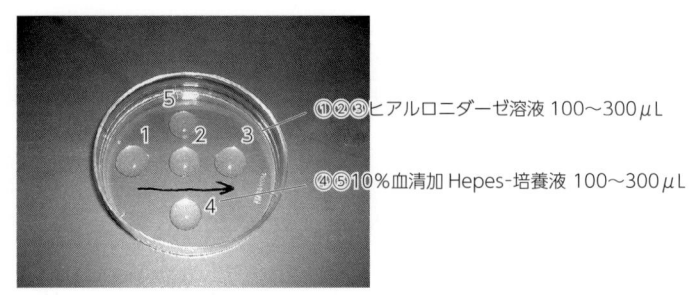

図25　卵丘細胞剥離用ディッシュ

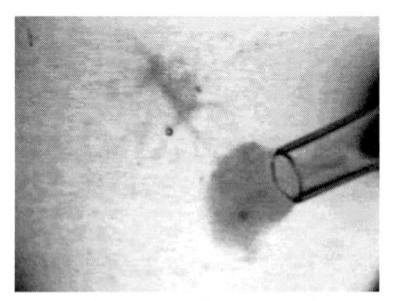

図26　太い先端のパスツールピペットで卵丘細胞剥離

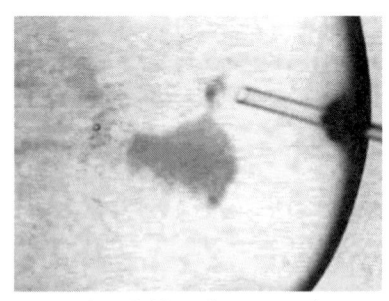

図27　細い先端のパスツールピペットで卵丘細胞剥離

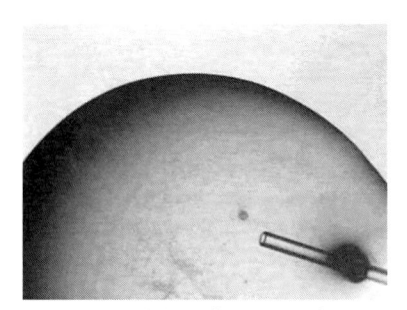

図28　細い先端のパスツールピペットで裸化状態にする

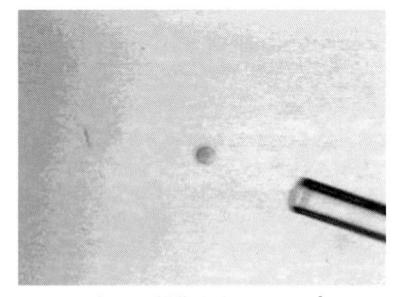

図29　卵子に損傷を与えないピペット操作

■ICSI用ディッシュの準備

　ICSI用ディッシュに7％ポリビニルピロリドン（PVP），スイムアップした精子浮遊液，10％血清加Hepes培養液のドロップを7～10μLずつ作製する（図30）．ドロップのレイアウトは各自のやりやすい方法でよい．精子数が極端に少ない場合は仕方ないが，精子液と混ぜるPVPの量は多く，精子浮遊液は少なくしたほうが，精子の吸引操作が容易になる．

　ドロップを作製する順番は，PVP→精子浮遊液→培養液が望ましい．チップなどの先端で，精子ドロップとPVPドロップの間にかけ橋を作ってつなぐ．ミネラルオイルをかけて，ヒーターステージもしくは恒温箱内にて温めておく．このHepes培養液ディッシュをCO_2インキュベーターに入れるとpHが酸性に傾いてしまうので，入れてはいけない．

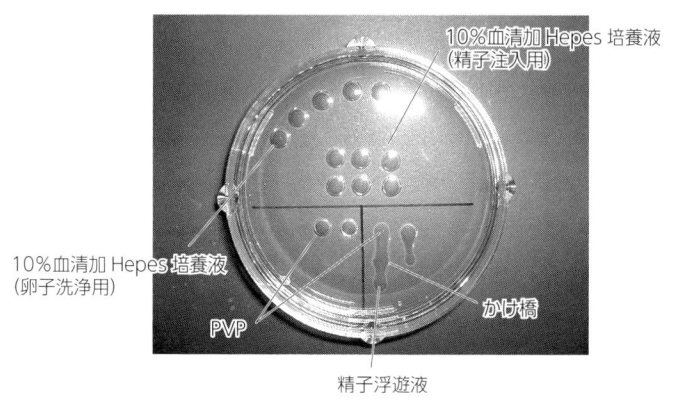

図30 ICSI用ディッシュ

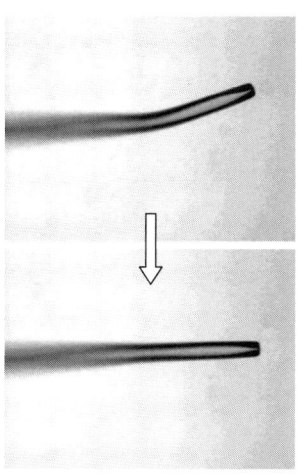

図31 ホールディングピペット先端の向きの調整

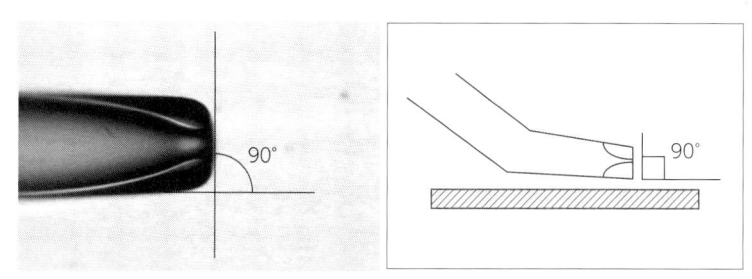

図32 ホールディングピペットの先端角度

■ ホールディングピペットの装着

① インジェクターのダイヤルメモリを中間付近にあわせておく.

② ホルダーの先端を緩めてホールディングピペットを差し込み,しっかりネジを締め,ピペットを手で動かしてみて簡単に抜けないかどうか確認する.動く場合はホルダー内のシリコンパッキンが磨耗している可能性がある.

③ ホルダーをマニピュレーターに装填して,目視でだいたいの位置を合わせる.まずは顕微鏡の低倍率でホルダーを回して,角度を合わせる.

④ ICSI実施時の倍率（対物20倍）に合わせ,先端の角度や向きを微調整する（**図31**）.顕微鏡でみた時,ホールディングピペットの先端の面が視野に対して垂直になるように調整する（**図32**）.

⑤ ホルダーを回して調整すると,ステージと先端面との角度も変わるので,できればホルダー調整機構を使用して調整する.

⑥ また,先端の面がステージと垂直になっているのが理想である.対物レンズを上昇下降させて,先端の穴の見え方で確認する.穴がみえる場合は,下か上を向いている（正確にアングルをつけられた製品であれば,ほとんど調整は必要ない）.

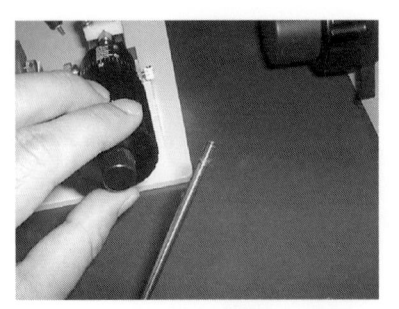

図33 ホルダー内の気泡を出し切る

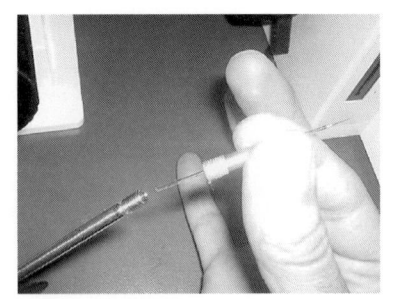

図34 インジェクションピペットをホルダー先端に差し込む

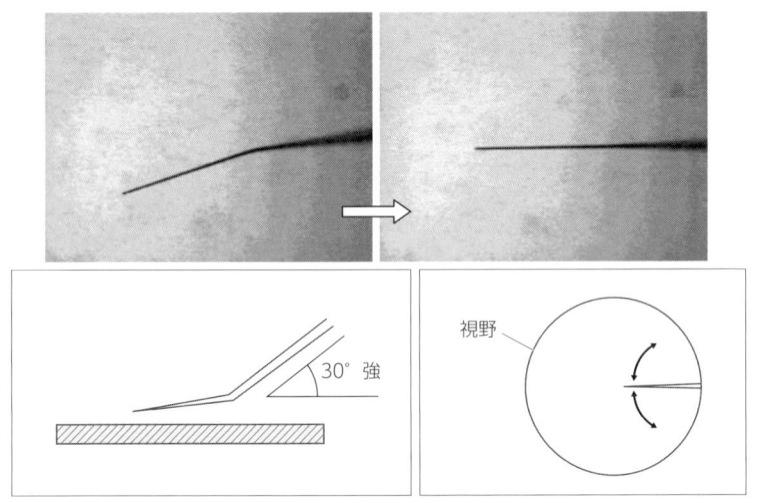

図35 インジェクションピペット先端の確認

■ インジェクションピペットの装着

① インジェクターシリンジ内にオイルが十分あるのを確認しておく．

② ホルダー先端部品をはずし，インジェクターダイヤルを排出側（時計回り）に回してオイルをあふれるほど吐き出させ，管内に入っている気泡を出し切ってしまう（図33）．

③ インジェクションピペットをホルダー先端の部品に差してから，ホルダーに差し込み，しっかりネジを締める（図34）．ピペットを手で動かしてみて簡単に抜けないかどうか確認する．動く場合はホルダー内のシリコンパッキンが磨耗している可能性がある．ホルダーをマニピュレーターに装填して，目視でだいたいの位置を合わせる．

④ インジェクションピペットの先端が，ステージから3～5mmぐらいの高さになるまで，目視でインジェクションピペットを下降させる．

⑤ 顕微鏡の低倍率で，ホルダーを手で回してピペットのアングル部分の両側がまっすぐになるよう角度を合わせる（図35の上段）．ステージに対しての角度は，先端が少し下がるくらいが操作しやすい（アングル30°のピペットの場合，あらか

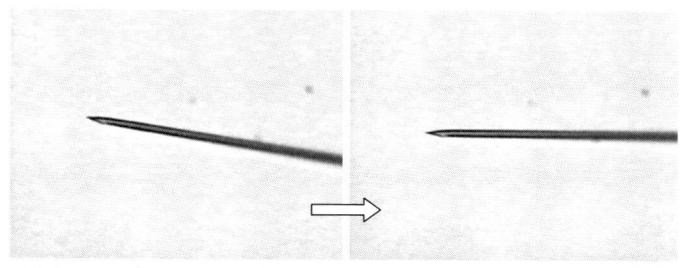

図36 インジェクションピペットの角度の調整

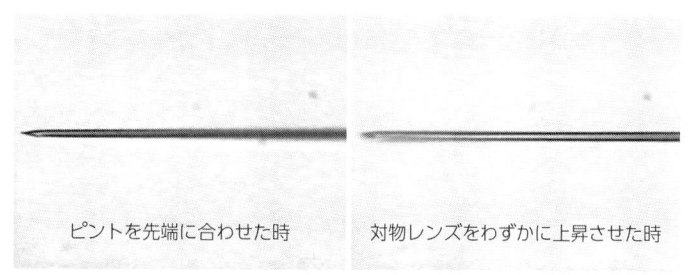

ピントを先端に合わせた時　　対物レンズをわずかに上昇させた時

図37 インジェクションピペットの先端の角度調整

じめホルダーのセット角度を30°強に設定する)(図35の下段).

⑥ 次に，顕微鏡を覗きながら，ピペットが視野に対して平行になるように角度を調整する．ホルダーを回して調整すると，ステージと先端との角度も変わるので，できればホルダー調整機構を使用したい．角度を変える時は，低倍率の状態でネジを半～1回転ぐらい動かす必要がある(図36).

⑦ 実際にICSIの際の倍率まで上げて，先端の角度や向きを微調整する.

⑧ 対物レンズを上下に動かして，ピペットの先端が少し下がっていることを確認する(インジェクションピペットの先端にピントを合わせて，レンズを上昇させるにつれてインジェクションピペットの先端から右方向にピントが合っていけばよい．顕微鏡のダイヤルをどちらに回したら対物レンズが上昇するのかは記憶しておく)．ピペット先端にピントを合わせた時，ピペット先端から右へ卵子の直径ぐらいの長さまでピントが合っていて，そこからぼやけていくような感じが角度調整の目安である(図37).

⑨ インジェクターで，インジェクションピペットの先端をディッシュにかぶせたオイルの中に入れる前，ピペット内のオイルをピペットの先端から半分～2/3ぐらいのところまで出して止める(インジェクターの回転を止めてもしばらくオイルは動くので，様子をみながら行う)(図38)．この時のインジェクションピペット先端からオイルまでの空気層の量で，インジェクター操作の敏感さが変わる．空気は圧縮されてバネの働きをするため，空気が多ければインジェクターが鈍感になり，少なければ敏感になる．したがって，経験により自分の操作しやすい空気量を決めておくのがよい.

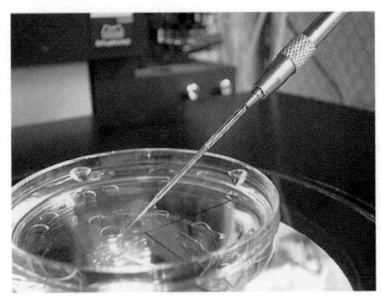

図38 インジェクションピペットへオイルを吸入

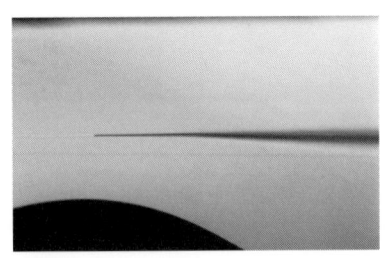

図39 オイルの吸引

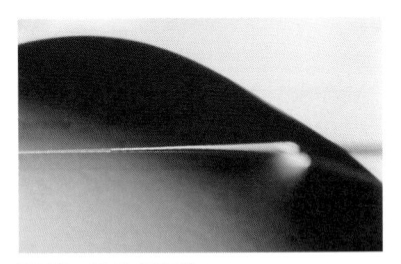

図40 PVPの吸引

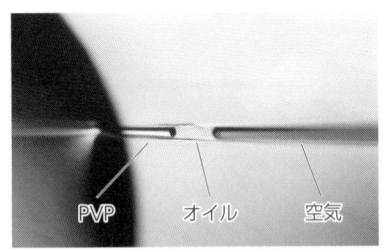

図41 オイル→PVPを順に吸引した状態

ICSI前の確認

① 用意したICSI用ディッシュ（図30, p.85）を顕微鏡ステージにのせる（ピペットの先端にぶつからないよう注意する）．多くの顕微鏡は支柱ごと奥に倒れるようにできているので，倒してステージにディッシュをのせると作業が早い．

② 低倍率で顕微鏡を覗いて，PVPドロップの境界面にピントを合わせる（この後，ドロップを移動したり，レンズの倍率を変更するたびにドロップの境界にピントを合わせるのが基本．これはディッシュ底面にピントを合わせる作業）．

③ インジェクションピペットがオイルに入るまでは目視で，入った後は顕微鏡で確認しながらオイル内に下降させる．オイルをインジェクションピペット内にある程度吸引する（ピペット内のPVPが空気に触れて乾燥するのを防ぐ目的でオイルの蓋をするため，少し多めに吸っておいたほうがよい．低倍率でみて，吸入したオイルの境界面が視野から外れる程度）（図39）．

④ インジェクションピペットをPVPのドロップ内に入れて，PVPを吸い込む（図40）．インジェクションピペットのアングル付近までPVPが入ったら，吸引を止めてPVPとオイルの境界をみながら管内の動きを止める（図41）．

⑤ 次に，ディッシュを動かして，精子の入ったPVPにピペットを移動し，精子を不動化したり，吸い込んで止めたりして確実に精子の動きがコントロールできることを確認する．精子はなるべくPVP濃度が高い（精子浮遊液のドロップから離れた）場所から検索していく（PVP濃度の薄い箇所の液をピペット内に入れていると，吸引排出のコントロールが難しくなってくる）．

ICSI の実施

① インジェクションピペットを精子＋PVPのドロップ内に入れ（ドロップ右側境界面よりも左側が操作しやすいので，ドロップ左上のほうに位置を合わせる），倍率を上げ，境界面にピントを合わせる．次に，インジェクションピペットを上昇下降させて，インジェクションピペットにピントを合わせる．

② ディッシュの底面を泳いでいて，PVP濃度の高い部分まで泳いできている運動性のよい精子で，形態が良好な精子を探す（対物×40，顕微鏡の倍率を上昇させるレバーは×1.5でみると形態が比較的よくわかる）．頭部形態の良好な精子がみつかったら，精子にピントを合わせ，インジェクションピペットを上昇下降させて（微動），インジェクションピペットにもピントを合わせる．

③ 精子を吸引して，**図 30**（p.85）左下中央側PVPドロップへ移動し，一度排出する（吸引する時は，精子が入ってくるまで**図 22**（p.83）のダイヤルをだらだら回すのではなく，45°くらいひねってしまう．ピペット内が平衡状態になっていれば，この状態でしばらくは吸引し続けるので，精子が入ってこないのは，精子とピペット先端の穴の位置がずれているからである．ピペットの位置，高さを調整すれば，入ってくるポイントがある）．精子が運動していて移動してしまいそうな時は，尾部先端を軽く押さえて運動を停止させておく．

④ 精子の尾部をインジェクションピペット先端でディッシュの底にこすりつけ，精子の不動化を行う（精子尾部に傷をつけることが受精に重要！少し過剰なくらいこすりつけるほうがよい）（**表 3**，**図 42**）．

⑤ インジェクションピペットに精子を尾部から吸い込み，適当な位置で止める（**図 43**）．

⑥ ディッシュを顕微鏡から外し，パスツールピペットを使用して卵子をHepes培養液ドロップに入れる．

⑦ インジェクションピペットを少し浮かせ，ディッシュを動かしてインジェクションピペット先端を卵子の入ったHepes培養液ドロップに移動する．低倍率で顕微鏡を覗き，ステージを移動して卵子を視野中心にもってくる．ホールディングピペットを下降させ，卵子の近くにホールディングピペット先端がくるよう移動し，

表 3 不動化する際の精子の捕まえ方（図 42 ① 〜 ⑤）

① ディッシュ底面を泳いでいる精子にピントをあわせ，次いでインジェクションピペットにピントを合わせる．
② インジェクションピペットを精子から離れた位置で少し上昇させる（ピントはぼやける）．
③ そのまま精子尾部の上部にピペットを移動する．
④ ピペットを下降させ，ピペットとディッシュ底面の間に精子尾部を挟む（挟んだ瞬間に精子は少し動くので分かる）．
⑤ その場でこすりつけるか，ピペットを右に素早く移動して，精子尾部の細胞膜に傷をつける．

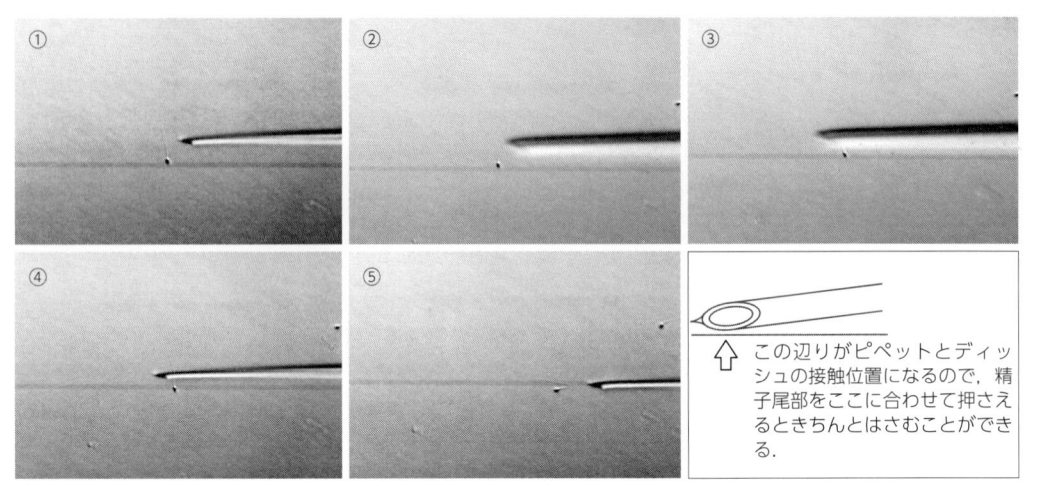

図 42　精子不動化と捕捉

この辺りがピペットとディッシュの接触位置になるので，精子尾部をここに合わせて押さえるときちんとはさむことができる．

精子を尾部から吸い込み，適当な位置で止める．

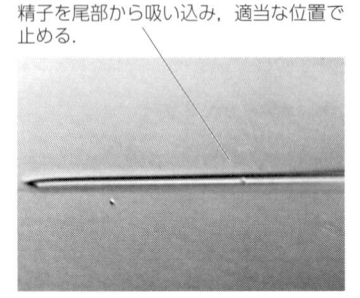

図 43　精子を吸引した状態

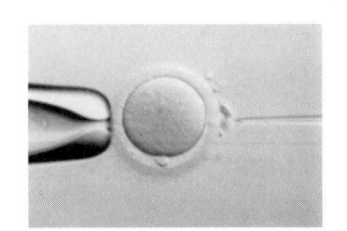

図 44　卵子の保持

倍率を上げ，卵子にピントを合わせる．

⑧ 精子がインジェクションピペット内にとどまっているか確認する．移動していたら，倍率を変えたり，インジェクターダイヤルを軽く動かしたりして探し，適当な位置で精子を止める（慣れない時はここで精子が移動して見失いがちである．ピペット内の精子はPVPドロップ内で静止していても，培養液のドロップに移動すると動き始めてしまうことも多い）．

⑨ ホールディングピペットを上昇下降させ，ホールディングピペットの先端位置の穴の内壁にピントを合わせる．

⑩ インジェクションピペットで卵子を軽くホールディングピペットに押し付けて卵子を吸い，軽く固定する（**図44**）．インジェクションピペットで卵子を回転させて，極体を12時か6時の位置にもってくる（まず前後方向，立体的に回して極体をみつけたら，次に時計方向に平面的に回せばすばやく合わせられる）．位置が決まったらホールディングピペットで卵子をしっかり吸い，きちんと固定する．

⑪ ホールディングピペットを少し上昇させて，ピントを合わせ直す（ホールディングピペット先端内の培養液をごく少なくしておくと，内部の吸引排出は停止するので操作が容易）．

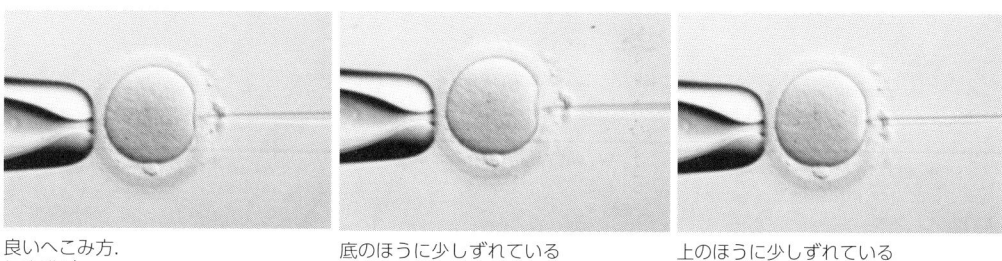

良いへこみ方．
細胞膜がまっすぐへこんでいる

底のほうに少しずれている

上のほうに少しずれている

図45 卵子の保持位置の確認

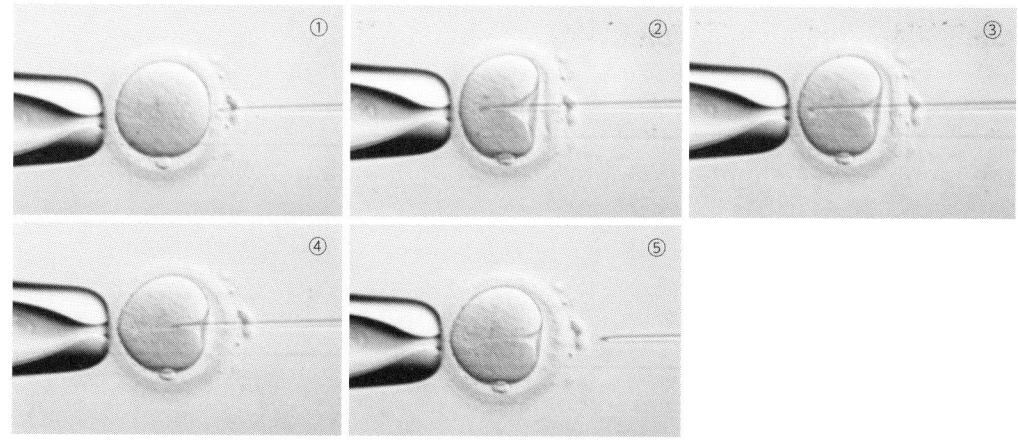

図46 精子の注入

⑫ インジェクションピペットの先端を軽く卵子に押し当てて，卵子の中心に刺さるように，インジェクションピペットを微妙に上昇下降させ高さを調整する（卵子細胞膜のへこみ方で判断する．右側細胞膜の奥の膜と手前の膜が重なる高さが卵子細胞の中心である）（**図45**）．

⑬ インジェクションピペットを透明帯に押し当てたまま，精子を先端までゆっくり移動させる（インジェクションピペット先端開口部は透明帯にふさがれて，精子は先端ギリギリで止まる）（**図46 - ①**）．

⑭ インジェクションピペットを卵子に刺し，卵細胞直径の2/3程度まで，深く押し込む（**図46 - ②**）．この時点で細胞質が破れる場合もあるが，通常は破れない．インジェクションピペットを素早く吸引すると，細胞膜がパチッと破れて細胞質がピペット内に吸引されるのがわかるので，すぐにダイヤルを元の位置に戻してピペット内部の吸引を止め，慌てずにゆっくりダイヤルを戻しながらピペットをさらに細胞質の奥まで進めて精子頭部を細胞質の中に完全に注入する（**図46 - ③**）（破る時，ゆっくりゆっくり吸引していると細胞膜を多く吸い込んでしまい，破れた後に吸い込んだ細胞膜が邪魔して精子をうまく卵細胞質内に入れられないことがあるので，細胞膜をたくさん吸い込まずに破るほうがよい）．

⑮ 破れたかどうか分からなかった時は，軽く吸引してみて，たわんでいる細胞

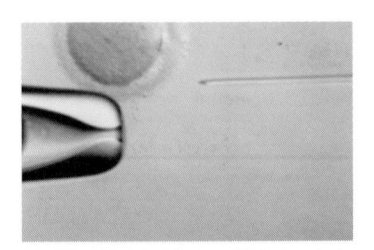

図47 ホールディングピペットから卵子を離す

膜が引っ張られたらまだ破れていない．また，破れているとたわんでいる膜は動かず，細胞質もピペットに抵抗なく入ってくる．

⑯精子頭部が細胞質に入ったら，ピペットをていねいに引き抜く（**図46-④，⑤**）．この時，精子がピペット先端に張り付いてきてしまう場合もあるので，その場合はピペットを奥に戻して精子を入れ直す．また，ピペットを抜く時に画面下のほうに先端を擦りつけるようにして引き抜くと，精子が細胞質に残ることが多い．

⑰ホールディングピペットから卵子を離して終了（**図47**）．ICSI終了後，準備しておいた培養ディッシュに卵子を移動し，インキュベーターで培養する．

⑱慣れてきたら複数の精子を選別しておいたり，一度に複数の卵子をインキュベーターから出してICSIするが，慣れないうちは1個ずつ操作するほうが間違いない．

ICSIにおけるトラブルシューティング

■動作を間違えて，インジェクションピペットを折ってしまう

インジェクションピペットを折る原因のほとんどは，実際にピペットを目でみて動かしていない，もしくは，みえていないピペットの位置が自分の予測と違う場合に起こる．ピペットの位置が分からなくなったら，なるべく低倍率にして探して，現在の位置を把握したうえで動かすとよい．その他，動作を間違えるのならば，マニピュレーターを操作して，体に覚えこませるのが近道．いちいち考えなくてもすべての動作が自然にできるまで練習する．

■ホールディングピペットで卵子を保持する時，微妙な吸ったり吐いたりができない

ホールディングピペット内にオイルを少し吸引しておき，先端に入っている培養液量を減らしておくと，微妙な吸引操作ができてよい．

■インジェクションピペットを装填してインジェクターを回したが，内部のオイルが動かない．もしくは止まらない

ライン内のどこかで空気が漏れている可能性がある．チューブに亀裂が入ってい

ないか，ネジなどはきちんとしまっているか，オイルが漏れていないか，すべて確認してみる．

■最初は問題なかったが，次第にインジェクションピペットで精子が吸引できなくなる（インジェクターを回してもピペット内液が動かなくなる）

　最初の準備段階の時，PVPを吸引する前にピペットにオイルを吸引してオイルの層を作り，PVPと空気が接触しないようにすると翌日でもPVPが固まらない．

　また，卵子移動時など，ピペットを空気中にさらしている時間が長いと先端内液が蒸発して硬くなってしまう．空気にさらした後は，PVP内で一度吐き出して吸い直すのもよい．

■精子がインジェクションピペット内で止められなくなる．コントロールがきかなくなる

　インジェクションピペット先端の細い部分が，PVPではなく培養液に置換されてしまうと精子がコントロールできなくなる．一度PVPドロップ内にピペット内液を排出して，新しいPVPを吸い直す．また，ピペット内液の動きを常に止めておけるように心がける．精子数が多ければ，PVPと混ぜる精子浮遊液の量は減らすほうがよい．

■不動化の時，精子をうまく止められない

　インジェクションピペットのセッティング角度を少し鈍角にしてみるとうまくいく場合がある．また，その逆もある．インジェクションピペットとディッシュ面が接する箇所はいつも同じではないので，そのピペットを使った時の接点をみつけ，そこで尾部をはさむ．ピペットをディッシュ面に押し当てた時のピペットの動き，感じをつかもう．はさんだ瞬間に精子がわずかに動くので判断できる．

■細胞膜がなかなか破れない

　インジェクションピペットを卵細胞に押し込んだ後，ゆっくりゆっくり吸引するのではなく，一気に素早く吸引すると細胞膜は破れやすい．ただし，破れた瞬間にダイヤルをすばやく戻し，吸引を止める必要があり，インジェクターが完全にコントロールできる状態になっていることが条件である．PVP内で精子を吸った時に試してみて，インジェクターピペット内で精子を素早く吸引したり戻したりする感覚を覚えておく．

■インジェクションピペットを刺しただけで，卵細胞膜が破れて卵子が壊れてしまう

　細胞膜に伸張性がない卵子はこれを完全に回避することはできないが，インジェクションピペットを差し込む時に，一気に奥まで挿入するのではなく，透明帯にゆっくり押しあてていき，一度挿入を停止し，透明帯の弾力でインジェクションピペッ

トが透明帯を貫通するまで待ち，それからゆっくり差し込んでいくと回避できる場合もある．

■Advance：だいぶ上達してきたので，全体のスピードを上げたい
　まず，良好な精子を PVP ドロップ内にいくつか集めておき，それから，卵子を ICSI 用ディッシュに入れて，まとめて数個 ICSI を実施すれば，卵子の移動の時間と良好精子検索の時間が短縮できる．ただし，不動化してからなるべく短時間で卵細胞質に注入すること．また，ディッシュのドロップ配置を自分なりに工夫してみるのもよいと思う．

Vitrification (Cryotop 法)

現在，卵子（胚）の凍結は，緩慢凍結法にかわり急速凍結法（ガラス化法：vitrification）が普及している．Vitrification 試薬キットは国内外から種々販売されている．ここでは Cryotop®（北里バイオコーポレーション）の方法を述べるが，他の製品の場合，各々に添付された解説書に従えば問題なくできる．

使用器具

オートピペット，チップ，タイマー，パスツールピペット，マウスピース，ディッシュ，凍結試薬キット，発泡スチロールの箱，液体窒素，ピンセット，など．

試薬

凍結融解試薬には組成の異なるタイプの製品が販売されているので，メーカーに確認するとよい．

Cryotop® 試薬作製の一例を紹介する．

① ES（equilibrating solution，平衡化液）：EG 7.5%，DMSO 7.5%濃度
② VS（vitrification solution，凍結液）：EG 15%，DMSO 15%濃度，0.5M シュクロース溶液
③ TS（thawing solution，融解液）：1M シュクロース溶液
④ DS（diluting solution，希釈液）：0.5M シュクロース溶液
⑤ WS（washing solution，洗浄液）：Hepes 培養液 + 20% SSS（血清濃度20%（v/v）にした Hepes 培養液）

各試薬はフィルター滅菌後，分注して冷蔵保存する．

凍結手順（図48）

① ES，VS を室温に戻す．
② 卵子（胚）の外径よりほんの少し大きい内径のパスツールピペットを作製する．
③ 2重ディッシュ内側に ES を 1mL 出す（取扱説明書では約 4.5mL 全量となっている．生存率および臨床成績が悪い場合は取扱説明書に従う）．
④ パスツールピペットで ES の液面付近に卵子（胚）を静かに吐き出す．
⑤ 一度急激に収縮した細胞質は，ドロップの中を沈みながら再び膨らんでくるので，その回復を待つ（ただし，卵子で20分，2前核期胚で15分，2分割〜胚盤胞で15分をこえないようにする）．
⑥ VS を 1mL シャーレに出す（試薬の取扱説明書では約 4.5mL 全量となっている．生存率が悪い場合は試薬の取扱説明書に従う．完全に VS に置換させる自信のない場合は，原法通り全量約 4.5mL を使う）．
⑦ パスツールピペット内を VS に置換し，ES から VS に卵子（胚）を移動し，VS

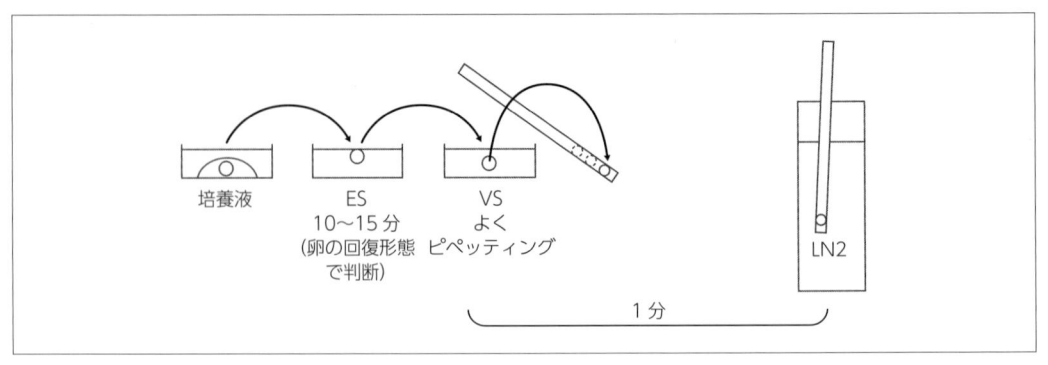

図48 凍結手順

中を移動しながら数回ピペッティングし，卵子（胚）周辺の液を完全にVSに置換する（ピペットから液を出した時，モヤモヤが確認できるうちは完全に置換されていない）．

⑧なるべく早くCryotopの先端にごく少量のVSとともに卵子（胚）をのせる（卵子（胚）を吸い込む時，ゆっくりパスツールピペットに入ってくるようにし，先端に吸い込んだらすぐにVS液から出せば，パスツールピペットの先端部に卵子（胚）は止まっていてCryotopにのせやすい）．また，最初にのせたドロップに卵子（胚）が確認できない時は，ドロップをどんどん大きくすることは避け，隣に別のドロップを作る．いくつか作ったドロップ中には卵子（胚）が確認できるはずである．

⑨ただちにCryotopの先端を液体窒素中に浸漬する（VS投入から液体窒素投入まで1分で完了させるように）．

⑩先端を液体窒素中から出さないように，ピンセットを使用してカバーを装填し，液体窒素中でケーンに格納する．

⑪ケーンを素早く保存タンクキャニスター内に移す．

融解手順（図49）

①TSを37℃に加温．DS，WSは室温に戻しておく．

②TSを1mLシャーレに出す．

③DSを1mLシャーレに出す（常温）．

④液体窒素内でCryotopのカバーをはずし，できるだけ素早くCryotopの先端をTSに浸漬する．

⑤実体顕微鏡下で卵子（胚）がCryotop先端からはずれるのを確認し，先端を液からゆっくり取り出す（卵子（胚）が確認できるまで，Cryotopの先端は液から出さないようにする）．

⑥パスツールピペットで卵子（胚）を回収し，DSに移し，3分間放置（この時点では卵子（胚）は収縮していて，細胞膜にわずかな損傷が入っている場合はよくわからない）．

⑦WSを1mLディッシュに出し，卵子（胚）を移動し，浸透圧の変化を和らげる

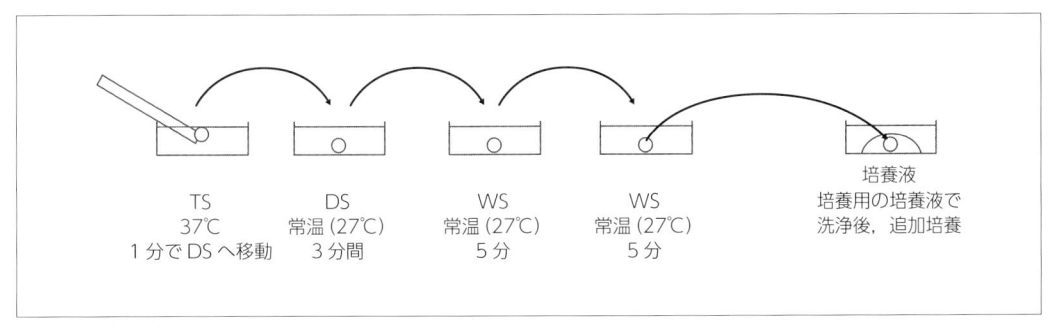

図 49　融解手順

ため，卵の上から DS を降りかけておく．5 分間放置する（この液中で卵子（胚）は膨化してきて，細胞膜が損傷しているものは壊れていく）．

⑧ 新たな WS を 1 mL ディッシュに出し，卵子（胚）を移動し，37℃で 5 分間放置．

⑨ あらかじめ準備しておいた培養用の培養液で洗浄し，培養用のドロップに移動して追加培養．

⑩ この時点で卵子（胚）が生存しているようにみえても，数時間後に壊れている場合があるので，回復培養後の観察は必要である．

参考文献

1) 荒木康久, 他：ヒト精液検査と手技（WHO・ラボマニュアル第 5 版）. 高度生殖医療技術研究所, 2010.

索 引

和文

あ
アクロソーム ················ 18, 21
アゴニスト ····················· 43
アンタゴニスト ················· 43

い
一次卵胞 ······················· 10
一次卵母細胞 ··················· 10
一般不妊治療 ··················· 30
インジェクションピペット ··· 86

え
エストロゲン ················· 8, 32
エンブリオロジスト ············· 2

お
黄体化ホルモン ················· 23
黄体形成ホルモン ············· 8, 32
黄体ホルモン ················· 8, 32

か
カウンセラー ···················· 5
下垂体 ······················· 8, 22
ガラス化法 ····················· 95
顆粒膜細胞 ····················· 10
カルシウムオシレーション ··· 25

き
キアズマ ······················· 13
基礎体温 ······················· 32
希発月経 ······················· 32
逆位 ··························· 59
急速凍結法 ····················· 95

く
クラインフェルター症候群
························· 36, 61

け
頸管粘液検査 ··················· 34
経腟超音波検査 ················· 34
血液-精巣関門 ·················· 17

血球計算盤 ················ 66, 68
月経周期 ······················· 32
欠失 ··························· 57
原始生殖細胞 ············ 9, 10, 19
原始卵胞 ······················· 10
減数分裂 ······················· 11
原発性不妊症 ··················· 28

こ
合糸期 ························· 13
構造異常 ······················· 57
コーディネーター ················ 5

さ
ザイゴテン期 ··················· 12
細糸期 ························· 12
採精 ··························· 44
採卵 ··························· 43

し
子宮 ···························· 7
子宮筋層 ························ 7
子宮頸部 ························ 7
子宮内膜 ························ 7
子宮卵管造影検査 ··············· 33
視床下部 ····················· 8, 22
周期数 ·························· 3
受精 ······················ 25, 41
授精 ··························· 41
受精能獲得 ····················· 25
受精卵（胚） ··················· 46
受精卵（胚）の発育過程 ······· 48
受精卵（胚）の分類 ············ 46
常染色体 ······················· 56
初期胚の評価 ··················· 46
女性生殖器 ······················ 6

す
数的異常 ······················· 56

せ
精液検査 ···················· 36, 66
精液処理 ······················· 71

精液の液化 ····················· 66
精液量 ························· 66
性機能障害 ····················· 36
精原細胞 ······················· 19
性交後検査 ····················· 33
精細管 ························· 17
精子 ··························· 18
精子回収方法 ··················· 71
精子奇形率 ····················· 68
精子形成 ······················· 19
精子形態検査 ··················· 69
精子細胞 ··················· 19, 21
精子数のカウント ··············· 66
精子生存試験 ··················· 38
精子凍結 ······················· 73
精子膨化試験 ··················· 38
精子保存 ······················· 45
精子融解 ······················· 73
成熟精子 ··················· 19, 21
精娘細胞 ······················· 20
生殖補助医療 ···················· 2
生殖補助医療胚培養士 ··········· 2
生殖隆起 ························ 9
性腺刺激ホルモン ··············· 22
性腺刺激ホルモン放出ホルモン
····················· 8, 22, 43
性染色体 ······················· 56
精巣 ······················ 16, 22
精巣上体内精子吸引採取法 ······ 5
精巣内精子生検採取法 ··········· 5
精祖細胞 ················ 17, 19, 20
精母細胞 ······················· 20
精路通過障害 ··················· 36
セルトリ細胞 ··················· 17
染色体 ························· 55
染色体異常 ················ 56, 60
染色体核型 ····················· 55
先体 ······················ 18, 21
先体反応 ······················· 25
先体反応試験 ··················· 37

先天異常 ……………………… 53
前培養 ………………………… 78

そ
総運動精子数 ………………… 68
相互転座 ……………………… 59
桑実胚 ………………………… 48
造精機能障害 ………………… 36
続発性不妊症 ………………… 28
続発性無月経 ………………… 32

た
第一減数分裂後期 …………… 13
第一減数分裂終期 …………… 13
第一減数分裂前期 …………… 12
第一減数分裂中期 …………… 13
第一精母細胞 ………… 19, 20
体外受精 ……………… 39, 76
体外受精-胚移植 …………… 39
体細胞分裂 …………………… 11
太糸期 ………………………… 13
第二減数分裂後期 …………… 14
第二減数分裂終期 …………… 14
第二減数分裂前期 …………… 14
第二減数分裂中期 …………… 14
第二精母細胞 ………… 19, 20
代理出産 ……………………… 53
多胎妊娠 ……………………… 52
男性生殖器 …………………… 16
男性不妊 ……………………… 36

ち
腟 ……………………………… 6
着床前診断 …………………… 53
着床前スクリーニング ……… 53

て
ディアキネシス期 …………… 12
ディプロテン期 ……………… 12
転座 …………………………… 59

と
凍結胚移植 …………………… 50

に
日本産科婦人科学会会告 …… 4
認定臨床エンブリオロジスト
………………………………… 2

は
胚移植 ………………………… 49
媒精 …………………………… 45
胚のハンドリング …………… 74
ハイパーアクチベーション … 25
胚培養士 ……………………… 2
胚盤胞 ………………………… 48
パキテン期 …………………… 12
ハッチド胚盤胞 ……………… 48
ハッチング …………………… 48
ハッチング胚盤胞 …………… 48
ハムスターテスト …………… 38

ひ
頻発月経 ……………………… 32

ふ
フーナーテスト ……………… 33
孵化 …………………………… 48
複糸期 ………………………… 13
副性器 ………………………… 36
不妊原因 ……………………… 29
不妊検査 ……………………… 30
不妊症 ………………………… 28
不妊治療 ……………………… 30
プロゲステロン ………… 8, 32
分離期 ………………………… 13

ほ
紡錘体 ………………………… 11
ホールディングピペット …… 85
ホルモン ……………………… 34

ホルモン障害 ………………… 36

ま
マクラーカウンティング
　チャンバー ………………… 66
マニピュレーター …………… 82

み
密度勾配分離剤 ……………… 71
密度勾配分離法 ……………… 71

ゆ
有糸分裂 ……………………… 11

ら
ライディッヒ細胞 ……… 17, 23
卵管 …………………………… 7
卵管采 ………………………… 7
卵丘細胞の除去 ……………… 82
卵細胞質内精子注入法 … 39, 81
卵子活性 ……………………… 25
卵子染色体異常 ……………… 61
卵子の起源 …………………… 9
卵巣 …………………………… 8
卵巣過剰刺激症候群 ………… 52
卵巣刺激法 …………………… 43
卵祖細胞 ………………… 9, 10
卵胞細胞 ……………………… 10
卵胞刺激ホルモン …… 8, 23, 32
卵胞ホルモン …………… 8, 32

り
流産率 ………………………… 52

れ
レプトテン期 ………………… 12

欧文

A
advanced reproductive technology ……… 2
ART ……… 2
assisted reproductive technology ……… 2

B
basal body temperature ……… 32
BBT ……… 32

C
c-IVF ……… 76
centromere ……… 12
cervix ……… 7
chiasma ……… 13
chromatid ……… 12
conventional-IVF ……… 76

D
diakinesis stage ……… 12
diplotene stage ……… 12

E
endometrium ……… 7
estrogen ……… 32

F
fallopian tube ……… 7
fimbriae ……… 7
follicle stimulating hormone ……… 23, 32
follicular cells ……… 10
FSH ……… 8, 22, 23, 32

G
GnRH ……… 8, 22, 43
gonadotropin ……… 22
gonadotropin releasing hormone ……… 22

I
ICSI ……… 40, 81
intracytoplasmic sperm injection ……… 40, 81

L
leptoten stage ……… 12
Leydig cell ……… 17
LH ……… 8, 22, 23, 32
luteinizing hormone ……… 23, 32

M
meiosis ……… 11
MESA ……… 5
microsurgical epididymal sperm aspiration ……… 5
mitosis ……… 11
myometrium ……… 7

P
pachytene stage ……… 12
Percoll ……… 72
primordial follicle ……… 10
progesterone ……… 32

S
Sertoli cell ……… 17
spermatocyte ……… 20
spermatogenesis ……… 19
spermatogonia ……… 20
spermiogenesis ……… 19

T
TESE ……… 5
testicular sperm extraction ……… 5

U
uterine tube ……… 7
uterus ……… 7

V
Vitrification ……… 95

Z
zygotene stage ……… 12

【著者略歴】

荒木 康久
あらき やすひさ

1968年　岩手大学農学部畜産学科卒業
1968年　群馬大学医学部（産婦人科教室・生理学教室）
1972年～1993年　産科婦人科 館出張 佐藤病院
1989年　医学博士取得（群馬大学）
1993年　オーストラリア，PIVET Medical Centreにて生殖医療の研修
1993年　高度医療技術研究所・中央クリニック（所長）（栃木県）
1998年～1999年　イギリス，The Park Hospital Centre for Assisted Reproduction留学
1999年　高度生殖医療技術研究所（ARMT）所長（現在，顧問）
2014年　群馬パース大学教授

生殖補助医療技術学テキスト　　ISBN978-4-263-22672-8
2015年 1月10日　第1版第1刷発行

著　者　荒 木 康 久
発行者　大 畑 秀 穂
発行所　医歯薬出版株式会社
〒113-8612　東京都文京区本駒込1-7-10
TEL.(03) 5395-7620(編集)・7616(販売)
FAX.(03) 5395-7603(編集)・8563(販売)
http://www.ishiyaku.co.jp/
郵便振替番号 00190-5-13816

乱丁，落丁の際はお取り替えいたします．　　印刷・真興社／製本・愛千製本所
© Ishiyaku Publishers, Inc., 2015. Printed in Japan

本書の複製権・翻訳権・翻案権・上映権・譲渡権・貸与権・公衆送信権（送信可能化権を含む）・口述権は，医歯薬出版(株)が保有します．

本書を無断で複製する行為（コピー，スキャン，デジタルデータ化など）は，「私的使用のための複製」などの著作権法上の限られた例外を除き禁じられています．また私的使用に該当する場合であっても，請負業者等の第三者に依頼し上記の行為を行うことは違法となります．

JCOPY ＜（社）出版者著作権管理機構 委託出版物＞
本書を複写される場合は，そのつど事前に，（社）出版者著作権管理機構（電話 03-3513-6969，FAX 03-3513-6979，e-mail:info@jcopy.or.jp）の許諾を得てください．